U0010802

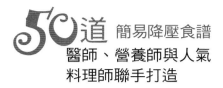

5O道 簡易降壓食譜
醫師、營養師與人氣
料理師聯手打造

高血壓症
的飲食與治療

林毓禎 營養師　　◎合著
AMANDA 料理師

新庚診所 **&** 文鼎診所 腎臟專科
羅嘉榮 醫師　　◎審訂

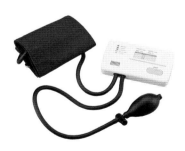

晨星出版

一本高血壓預防
與飲食治療的實用書

　　在台灣，因高血壓性疾病所造成的死亡仍排列於國人十大死因中，因此，如何透過生活型態的改變來防治高血壓，是現代人需要學習的重要課題。

　　高血壓的防治，除了可由養成規律運動習慣著手之外，更重要是建立健康型態的飲食習慣：在三餐中落實全穀類取代精緻穀類、選擇白肉多於紅肉、天天攝取五蔬果、減少食用加工食品，並且在烹調上講求低油、低鹽、低糖的原則，就一定能遠離高血壓的威脅。

　　這本《高血壓症的飲食與治療》是由具豐富臨床經驗的林毓禎營養師與網站知名廚師Amanda聯手創作，結合重要的高血壓防治飲食「得舒飲食概念」於食譜中，每道食譜簡單易學也便於料理；除此之外，更標示各種食材的鈉含量，方便讀者選購符合健康的食材，深具實用性。

　　期盼透過本書能增進讀者對於高血壓飲食的認識，並從日常生活中學會簡單、易執行的飲食選購與料理，降低罹患高血壓的風險。

臺北市立聯合醫院 營養師　金美林

105.10.15

期盼能幫助國人遠離高血壓擁抱健康

在現今人口老化，以及平均餘命逐漸增長的時代趨勢之下，許多健康和慢性疾病的議題越來越受到國人的重視。而在慢性病當中，討論最多、研究最廣，莫過於「高血壓」和「糖尿病」二者，原因不外乎這二種慢性疾病若長期控制不佳，會同時衍生出身體許多器官的併發症，嚴重者甚至會導致死亡。

雖然在許多醫療前輩先進們的努力之下，「高血壓」已從民國七十年由十大死因排行第四名，降至現今第十名，但在防治高血壓的工作上，仍是不能中斷及掉以輕心的。因為除了十大死因中仍有一半和高血壓有關以外，更重要是每年都會有青少年進入中壯年，以及中壯年進入老年的潛在罹病人口，因此我們必須時刻提醒量測血壓，強調預防重於治療的觀念，並教導正確的飲食與方法。

這本由林毓禎營養師藉由在慈濟醫學中心和基層診所執業時累積豐富的臨床經驗，並本著專業和對病患的服務熱忱，將大眾所關心的高血壓之預防及治療方法，以「非藥物」的方式，用簡單的食譜來進行生活飲食習慣的調整，讓病患和家人都能更完善地控制血壓並增進健康。

很感謝晨星出版社此次邀集營養師和網站名廚聯手創作這本《高血壓症的飲食與治療》一書。期盼藉由此本書能幫助高血壓病患及其家屬，從日常飲食習慣來進行更有效、更容易的血壓控制，進而改善全民的健康，並同時能逐步減輕政府在醫療上的負擔。

新庚診所・文鼎診所 腎臟專科醫師 羅嘉榮

始終保有臨床營養師的初心與專業

在接近七月的某個下午，我忽然從網路上收到一則邀我寫書的訊息，一開始我覺得很神奇，怎麼會有一位我從來沒有接觸過、我們之間也沒有共通朋友的人會忽然找上我？之後幾天，邀我寫書的錦雲姐和廚師Amanda老師，因為體諒我白天要上班，便和我約在我工作的地方見了面。

我們一起談著這本書的構想和計畫，在談的過程中，我也才知道即將合作的美食料理作家Amanda老師，早已是多本暢銷食譜的作家，也是知名的部落客，能有這樣的合作機會，只能說一切真的都是緣分吧！

從考上營養師之後，一心想進大醫院去學習，花蓮慈濟是第一間通知我的，於是便毅然決然離家至東部花蓮慈濟醫學中心工作。

很多人都覺得醫院的營養師感覺好像很輕鬆，只要坐著和病人講講話就好，也不用輪大小夜班，事實上，在醫學中心工作的營養師其實不輕鬆，尤其是在目前許多醫院人力配置都較緊縮的情況下，每一間醫院的營養師都必須像八爪章魚一樣，每天除了好像永遠都看不完的門診和病房病人外，還要打點醫院廚房的衛生管理、處理病人餐食，甚至還有社區的衛教宣導活動要協助配合，偶爾還要與其他醫療團隊共同作跨領域的病人個案研討。也因為如此，在醫院的環境磨練下，才能感受到作為一個營養師能學習和發揮的空間其實是很大的。

很感謝以前慈院營養室的主管——劉詩玉主任給予許多學習的機會，更感謝以前慈院的營養師——童學姐，在臨床及團膳工作上的指導；如果我現在在臨床的工作上有可以幫助到病人的地方，或是我現在能有一點點的能力可以寫出這本書的內容，真的都要感謝以前這些學姊們對我的指導，以及給予我的學習空間。

我現在所待的環境仍未脫離臨床，也許是我對於臨床營養師的工作始終還保有一股單純的熱忱吧！雖然在洗腎中心的工作壓力比起以前在醫學中心相對較小，但在照護洗腎病患以及衛教門診慢性病病患上，一樣需要極高度的專業和熱忱，病人們才會願意揚棄「只有大醫院的醫療人員才專業」的既定觀念，接受營養師所給予的建議，這是基層診所的醫療人員普遍會遇到和需要克服的問題。現在有需多基層診所對慢性病病患的照護服務和衛教品質，都已精益求精，例如我曾經在宜蘭實習過的一間診所，就聘請了七位的衛教師和營養師，並建立一套完整的衛教模式，讓許多慢性病患得到很好的照護，十分值得學習。

目前也有越來越多大眾傳播媒體會製作和營養相關的健康保健節目，邀請「營養師」或相關領域的專家一起共同參與討論。一個有豐富經驗且受過專業訓練的營養師，一定要能清楚知道如何把營養知識化繁為簡，使民眾更容易學習和吸收，並運用於生活中，但，其中也不乏許多所謂的「營養治療師」、「養生保健達人」或是「養生專家」，要特別一提的是「營養治療師」在我們國內並未得到認證，至於所謂的「養生專家」，其言論是否完全正確或是有根據的，其實也是非專業人士能評斷的出來，因此建議觀眾或讀者，對這些「專家」所說的話或寫出來的文章，還是應該抱持著「可參考、待求證」的心態，也可以向身邊所認識的真正專業人士請教，才能確保得到的資訊是正確無誤的。

　　開始著手進行這本書的時候，剛好遇到親人住院開刀，雖然只是一般的小手術，但看到自己親人在手術過程當中因為術後的併發症而再動了一次刀，身體承受了加倍的痛苦和折磨，就更能體會病人與家屬那種煎熬、擔心和焦慮的心情。

　　寫書期間除了要上班、下班後兼顧去醫院照顧親人，因此只能利用醫院的空檔時間，與深夜回家後找資料趕稿。身體偶爾會因此感到壓力與疲累，但精神上的充實以及將文字轉化成書的成就感，再加上和我合作的兩位前輩在這本書所努力付出的用心，都是支持我一直能寫到最後的動力。

　　台灣是世界排名第一的洗腎王國，洗腎的人有將近一半是因為糖尿病病變導致的腎病變，也有一部分是因為高血壓長期控制不良導致的腎臟惡化，在門診衛教高血壓病患時也會發現，沒有飲食控制、沒有規律量血壓，或沒有確實按醫囑服藥的高血壓患者還真不少呢！

　　平時因經常需要幫腎友營養衛教和諮詢，也看到許多腎友因洗腎導致生活品質下降，或長期洗腎產生併發症所需承受的身心折磨，因此衷心期盼藉由這本書，可以幫助有血壓偏高症狀或已經進入高血壓治療階段的人。

　　「營養治療」若能用在「預防」疾病的發生，而不是用在後期「延緩」疾病的進展，如同本書的發想和規劃，以及每一道料理的創意和巧思，都希望民眾可以透過輕鬆的閱讀、在家就能做出簡單又不失健康的美味料理，讓更多有高血壓的人，能遠離洗腎的道路，祝福大家！

林毓禎 營養師

健康的料理也可以很美味

在網路寫了十多年料理教學，最常被詢問的是「網站誰幫我管理」，想當年我完全不懂電腦，為了關注孩子上網行為不得不學，只好請當時就讀小五的兒子當我的電腦老師。

而我本就喜愛寫東西也愛做菜，發現網路平台可同時做這些事，於是便開始記錄家常菜，就像寫日記一樣，只有文字沒有圖片，完全沒料到會有人喜愛。

經營部落格是自發性發文，曾經有人問我，為什麼沒酬勞還能寫得這麼開心？那是他們不了解我，花點時間紀錄，既能助人，也能為自己留下一點東西，何樂而不為？自學電腦到經營部落格、學習拍照，從未想過這些別人看似簡單的經歷，讓我有機會將作品印刷成書並且做銷售，說來也是因為有粉絲的鼓勵我才能堅持十多年不放棄。

十多年來在各大平台留下足跡，無名小站、天空部落、痞客邦，也得到資策會的肯定榮獲二〇一一年第四屆百傑美食類銀牌獎，並於二〇一六年決定自己架設個人網站不再於各平台間流浪。

目前個人食譜作品已經累積四本：《電鍋料理王》、《30分鐘，輕鬆做無油煙烤箱料理》、《30分鐘，動手做健康醬》、《30分鐘，動手做醃漬料理》，每一本書，我都抱著分享的心情認真的設計書裡的每一道料理、撰寫每一個文字，只希望讓有心想做料理的朋友們，能照著上面寫的，簡單又輕鬆的做好每一道料理。

長期為了讓老公跟孩子能吃得下飯，家中的主菜幾乎都是重口味，但也因為寫書才驚覺自己家中的飲食是該調整了。從第一本書開始就特別用低脂、低

鹽、少糖方式，不管是醃漬、醬料或烹調菜餚。這本高血壓症飲食是第一次與營養師合作，也讓我再次突破一些盲點。

　　沒想到許多生鮮食物居然也含鈉，一直誤認烏醋不含鈉，原來都是我的疏忽沒特別注意醬料的成分標示，老公因為工作地點不固定，每天午餐都是外食也完全不忌口，長年下來不僅有高血脂還有高血壓症狀，醫師開了藥也叮囑要多注意飲食。此書撰寫期間，正好也讓我依此設計料理食譜，改變家中的飲食習慣。

　　由於很多慢性病患者都有重口味的傾向，一下子要他們改吃食物的原味，可能會吃不習慣或吃不下去，所以我於書中採用許多天然辛香料的食材來提味，希望能藉由食物本身的香氣改善大家味蕾，不依賴重鹹的佳餚進而達到健康的生活，請大家務必動手做做看。

Amanda

目錄

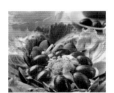

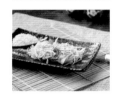

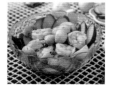

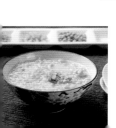

041　**第三章　營養師特選．名廚精心調理**
　　　　　降壓好食材．美味好料理

飯、麵、粥、三明治……降壓主食隨你吃

魚、肉、蛋……高鉀、高鈣，幫助穩定血壓

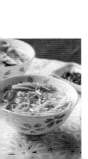

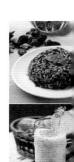

第1章　你的血壓高嗎？

血壓要多高才叫做高血壓？
要怎麼知道自己是不是高血壓呢？
在了解什麼是高血壓之前，
我們先來聊聊「血壓」到底是什麼？

無聲的殺手「高血壓」

血壓是什麼?

我們身體裡有大大小小的血管,就像水管一樣,負責輸送血液到人體全身;而我們的心臟像幫浦一樣,每分鐘收縮六十至八十次,將約六公升的血液擠壓到周邊的血管組織和器官。當心臟收縮時,將血液擠壓到體內時會施加血管上強大的壓力,就是我們一般所稱的「收縮壓」;而當血液由周邊組織回流到心臟時,所量得的血壓就是我們一般稱作的「舒張壓」。

血壓不是固定的數值,會隨著身體的變化而產生高低的起伏,白天量的血壓通常較高,到了晚上或睡前,血壓通常較低,其他像是喝酒、抽菸、情緒、運動等,都是影響血壓的原因。

血壓太高,大腦提前退化

高血壓對於亞洲人的傷害性較歐洲人高,因亞洲的心血管疾病以中風為主,而歐美心血管疾病主要為冠狀動脈心臟病與高膽固醇較相關。

因此,長期高血壓若未控制好,不僅對心血管及腎臟會造成損害,甚至近年來Framingham Heart研究也顯示,有前期高血壓的人其大腦腦部掃描年齡比一般人要老了3.3歲,而已診斷有高血壓的人,其腦部掃描的年齡也比一般人老了7.2年,這樣的結果讓我們不禁聯想到,長期高血壓除了會讓大腦提早退化,更間接容易造成血管型失智症的發生。因此,若能「儘早治療高血壓」,或許是儘早避免大腦被高血壓傷害的最有效的方式。

至於「高血壓」，相信大家對這三個字都不陌生，根據台灣衛福部國民健康署的統計，台灣兩千三百多萬的人口中，約有百分之二十四，也就是有將近四分之一的民眾有高血壓，其中，男性約占百分之二十五，女性約占百分之十八；而六十歲以上的老人更有將近一半的比率有高血壓，加上近年來肥胖和代謝症候群的人口越來越多，更使得台灣高血壓族群有越來越年輕化的傾向，而且盛行率也有上升的趨勢。

可是，到底為什麼血壓會高呢？其實，有百分之九十至百分之九十五的高血壓患者是「遺傳」和生活型態不正常引發的，像是父母本身就有高血壓病史，或是肥胖、腎功能不良、壓力太大、抽菸、吃太鹹等，我們稱之為「原發性」的高血壓。

另外的百分之五的高血壓患者，則是因為內分泌失調或生理變化產生疾病所引起的，例如：慢性腎絲球腎炎，臨床檢查常會發現蛋白尿會持續一段很長的時間，血壓會隨著病情惡化而慢慢升高，我們稱之為「續發性」高血壓。

「續發性」高血壓只要將造成血壓高的疾病治療好，就能有明顯改善高血壓的症狀；而「原發性」高血壓則要依靠生活型態改變及藥物的配合，來協助改善高血壓及預防併發症的產生。

高血壓的定義與分類

　　人在不同環境、時間及情緒和不同活動度的影響下，量測出來的血壓數值就會有不同的變化，所以在臨床上如何正確判斷高血壓的方法就會有不同的標準。基本上有「白袍高血壓」及「居家量測高血壓」兩種區分。

白袍高血壓

　　「奇怪了，我在家裡自己用血壓計量都很標準，怎麼每次來診所給醫師量，血壓就變得比較高呢？」

　　「阿嬤，妳剛剛走進來的時候，我看妳走路走得滿身大汗的，也沒有先坐下休息一下，當然量起來會比較高啊！」

　　這種對話在醫院經常聽到，臨床上，常有病患到醫院或診所就醫，因見到醫師或護理人員心情較為緊張，或進診間前沒有先放鬆心情，坐著休息五到十分鐘，因此量測出來的血壓數值較平常高，於是就會開始擔心，「是不是已經有高血壓需要治療了呢」？

　　簡單來說，如果量測出來的血壓值，收縮壓大於140mmHg，或舒張壓大於90mmHg，在臨床上就可以診斷為「診療室高血壓」（右頁），也就是我們常聽到的「白袍高血壓」。

　　如已診斷有「白袍高血壓」的患者，平時除了應改變生活型態外，更應在家中養成規律量測居家血壓的習慣。相對於診療室量測，建議大家可以準備一本「血壓紀錄本」，方便居家量測時紀錄使用，也可以下載記錄血壓值的手機APP軟體，看診時，可以提供給醫師，有助於醫師作為臨床判斷病況及用藥參考的依據。

居家量測高血壓

顧名思義，就是在家自己使用血壓計所測得的血壓值，通常在家自己量測的血壓，會比在醫院診間測量到的血壓值略低，所以，若量得的收縮壓大於135mmHg、舒張壓大於85mmHg，即可診斷為「居家量測高血壓」。

根據《2016年台灣高血壓治療指引》手冊建議，居家血壓量測次數，最好一星期至少十二至二十五次，包含十二次早上晨起及十二次夜間測量值，有助於預測心血管事件的發生，及區別是否有「隱藏性高血壓」的情形。

隱藏性高血壓

「隱藏性高血壓」的病人就是在早上晨起、夜間或於壓力大之下，才會產生高血壓的情況。這種高血壓和「白袍高血壓」相反，隱藏性高血壓的病患平常就醫時量得的血壓數值反而是正常的；平常有壓力的人在醫院健檢時，會因為從平常

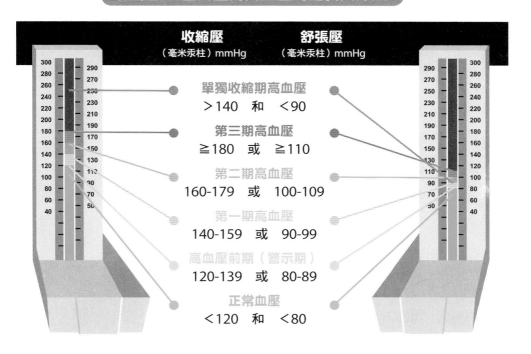

診療室血壓測量對高血壓的定義與分類

收縮壓（毫米汞柱）mmHg　　舒張壓（毫米汞柱）mmHg

單獨收縮期高血壓
＞140　和　＜90

第三期高血壓
≧180　或　≧110

第二期高血壓
160-179　或　100-109

第一期高血壓
140-159　或　90-99

高血壓前期（警示期）
120-139　或　80-89

正常血壓
＜120　和　＜80

的壓力中抽離，反而出現血壓下降的情況，所以最好還是養成在家量血壓的好習慣，以便及早發現是否有「隱藏性高血壓」的情況。

老人高血壓

老人高血壓的特徵除了收縮壓和舒張壓相較會明顯偏高外，血壓數值的變動性較大也是老人高血壓的特徵之一，例如：突然站起來或是長時間站立時會引起血壓下降，使流往腦部的血液變少，容易感到暈眩，進而引發「姿勢性低血壓」；或是在吃完飯後一小時間，以及洗完澡之後，都很容易有血壓下降的情況發生。尤其臨床上遇到洗腎的老人家，除了須預防高血壓問題之外，洗腎之後若有低血壓的狀況產生，也需要請醫生開立升壓藥物，避免因血壓過低產生暈眩，甚至跌倒等意外的發生。

不過，老人高血壓患者的血壓控制目標，較年輕患者來的寬鬆，收縮壓140mmHg以下，舒張壓 90mmHg（請參考下表：各類型高血壓的血壓控制目標值），這是為了預防老人家在合併服用多種降壓藥物之後，所可能造成的低血壓發生。

各類型高血壓的血壓控制目標值

高血壓類型及併發症	血壓控制建議目標（收縮壓／舒張壓）
年齡小於八十歲而無合併冠狀動脈疾病或糖尿病或慢性腎臟病合併蛋白尿。	＜140／90mmHg
年齡大於或等於八十歲	＜150／90mmHg
冠狀動脈疾病	＜130／80mmHg
慢性腎臟病且無蛋白尿併發症	＜140／90mmHg
慢性腎臟病合併蛋白尿	＜130／80 mmHg
洗腎病患	洗腎前＜140／90mmHg，洗腎後＜130／80mmHg。
曾經中風病患	＜140／90mmHg
服用抗血栓藥物預防或治療中風之病患	＜130／80mmHg

預防高血壓的第一步「正確量測血壓」

　　既然居家量測血壓那麼重要，那麼，養成固定量血壓的習慣、與學會正確量測血壓的方式以及選購一台適合自己且精準的血壓計，就顯很更重要了。

血壓是起起伏伏的

　　「啊，我早上量明明是低血壓，怎麼現在量就變成了高血壓？」

　　「奇怪，每次走路來醫院，我的血壓就『暴衝』。」

　　「醫師啊，我的血壓這麼不穩定，是不是因為愛喝咖啡的原因呢？」

　　正常人的血壓一整天的變化值會因為測量的時間點及當天的身體狀況、活動與運動量及用藥情況而受影響。

　　通常在運動過後或早上剛起床時會升高，而睡覺或坐著休息時血壓會較低，也會受心情起伏的影響，例如情緒緊張興奮，或是一邊量測血壓、一邊說話，血壓通常也會比較高。

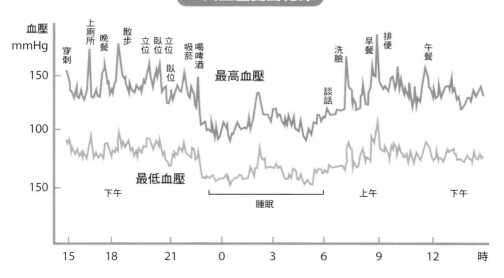

一天血壓變動紀錄

此外，影響血壓值的因素還有以下幾項：

❶ **年齡**：年齡越大，動脈彈性越差，血壓就會有上升的傾向。

❷ **性別**：一般男性的血壓比女性的血壓高出10mmHg。

❸ **溫度**：血壓在氣溫較高的地方會因為血管擴張而下降；而在氣溫較低的地方會因血管收縮而使血壓升高。體溫高時因血管擴張，血壓也會下降；但在寒冷顫抖時因血管收縮，也會造成血壓升高。

❹ **新陳代謝**：代謝率亢進時血壓會上升，代謝率低下時血壓會下降。如：甲狀腺功能低下者，血壓會下降；甲狀腺亢進患者，血壓會上升。

❺ **姿勢**：姿勢對於血壓的影響來自於重力，平躺時收縮壓最高，其次為坐姿，再其次為立姿。而舒張壓則反之，立姿時最高，其次為坐姿，再其次為臥姿。

❻ **左右手差**：由於右鎖骨下動脈比左鎖骨下動脈接近主動脈出心臟端，正常情形下，右手血壓比左手血壓高約5-10mmHg，如超出此範圍時則屬不正常。

❼ **過多的鹽分**：鈉會使水份留滯體內，使身體血量增加。

❽ **濃茶、菸酒、咖啡**：菸及多量的酒會造成血管收縮；濃茶及咖啡也會刺激交感神經，使血壓上升。

❾ **情緒、運動**：緊張、發怒、興奮或焦慮及運動時，均會使血壓上升。

❿ **其他**：體重、測量時間及睡眠充足與否，均會影響血壓。如：睡眠時間不足時，血壓也會上升。

正確量測血壓的方式

居家量測血壓方式較為單純，早上最適合的時間是剛起床一小時內，並且在還未服用血壓藥及吃早餐之前先量測血壓；晚上則是建議在睡覺前量測。

根據《2016台灣高血壓治療指引》手冊建議，一星期內居家血壓量測最少在十二至二十五次，其中包含十二次早上晨起及十二次夜間測量。建議每次量血壓最好能測一次以上來取平均值，並且在量血壓前，應先上完廁所，並安靜坐著休息一至二分鐘後再量。

在家量測時建議使用「手臂式血壓計」即可。而於醫院診療室量測血壓，若在

測量血壓的正確姿勢

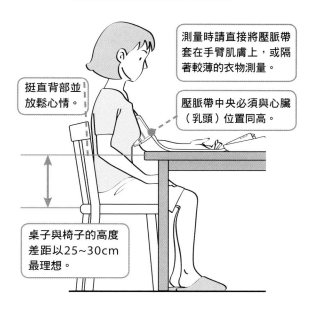

挺直背部並放鬆心情。

測量時請直接將壓脈帶套在手臂肌膚上，或隔著較薄的衣物測量。

壓脈帶中央必須與心臟（乳頭）位置同高。

桌子與椅子的高度差距以25~30cm最理想。

冬天穿著較厚重的衣物，應先把上臂較厚重的衣物脫掉，並在測量前五分鐘，先安靜坐在椅子上休息，量測時雙腿應避免交叉及說話，上手臂放在桌上後，手臂的動脈高度要與心臟同高。

第一次量測時左右手都要量測，去醫院量測時，則以較高測量值的那隻手臂為主。診間量測時，醫師或護士通常會以水銀血壓計來量測，因其較電子式血壓計更精準，但須受過專業訓練才會使用，所以一般民眾居家量測血壓，建議用「手臂式血壓計」量測即可。

選擇一台適合且正確的血壓計

一般市面上我們看到的血壓計，大多是電子式的血壓計，只要放入電池或接上電源，就能輕鬆檢測，但我們去醫院時，醫師常用的卻是另一種水銀血壓計，相信很多人心裡就會有疑問：「到底哪一種比較準？」、「在家裡量也可以用水銀血壓計嗎？」

就如我們前面所說的，水銀血壓計是需要受過專業訓練的醫療人員才會使用，因此，我們一般人使用電子式血壓計做量測就可以了，至於準確度，大家可以不用擔心，只要依我

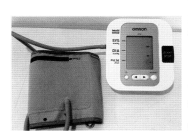
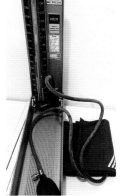

右圖：水銀式血壓計；左圖：電子式血壓計

們上面說的正確測量法，就能測到標準值。

要如何購買準確度較高的血壓計，最好是有國際三家血壓準確度機構，分別是美國醫學儀器學會、英國高血壓學會及歐洲高血壓學會，其中任一家機構所認證過的自動電子式血壓計，就是準確度較高的血壓計。此外，也可以使用水銀血壓計先行量測，再試用各款電子血壓計，來選購量測數值最接近水銀血壓計的電子血壓計。

大家可能會想問，血壓計用久了，會需要校正嗎？如果不校正，會不會就不準了呢？

有關血壓機的校正，目前似乎還沒有建議多久時間一定要校正，至於如果是在家裡自己校正，步驟比較麻煩，一般民眾可能不會，建議可以進一步到附近的醫院、診所或藥局，以水銀血壓計量測同一人、同一時間點的血壓，再和自己在家測量的數值做比較，如果出現比較大的落差，則建議直接送回原廠或原購買店家，請他們協助送回原廠校正。

如果真的擔心血壓計的準確度，建議購買新的血壓計，在使用半年至一年後，就可以作一次與水銀血壓計的校正。

你是高血壓的高危險群嗎？

　　除了應規律量測血壓以外，有哪些不良的生活習慣，容易導致高血壓，是平常我們就要注意的？而哪些是容易導致高血壓的危險因子呢？

引發高血壓的危險因子

　　絕大多數高血壓形成的原因都不是很明確，有可能和體質、遺傳、壓力、生活型態、飲食、鹽分攝取及體重有關，少數是因為其他疾病（例如：腎臟病等）引起。

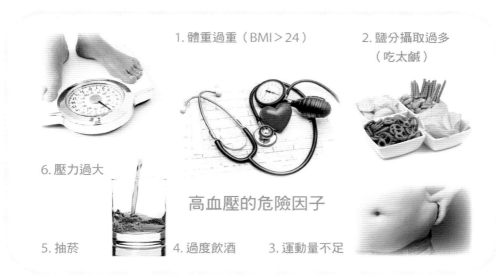

在臨床上，引起高血壓的原因有先天及後天兩大因素：

　1. 家族遺傳（先天因素）：父母親當中若有一人有高血壓，子女得到高血壓的機率就會增加；若父母兩者都有高血壓，子女得到高血壓的機率又會更高，大約每兩個小孩中，就有一個小孩會有高血壓的遺傳。

　2. 生活習慣因素（後天因素）：包含體重過重、攝取太多鹽分、缺乏運動、飲酒過量、壓力過大、抽菸以及代謝症候群的患者。

　　美國《高血壓期刊（American Journal of Hypertension）》有一篇法國的大型研究，研究團隊從 NutriNet-Santé Study（利用網站進行的世代研究）獲得八千六百七十位自願者的資料，收集參與者二十四小時的飲食記錄，並以問卷了解其生活型態，血壓則以標準的程序進行量測， 並以橫斷面研究法來做分析，結果發現，血壓與BMI（注）和鹽分、酒精和蔬果的攝取及活動量等都有關係，但在以年齡調整後分析卻發現，收縮壓居然只和「BMI」有顯著的關係存在，這或許代表著若對較胖或有血壓高的人，能進行適當的減輕體重，那麼對於預防和控制高血壓應該會有很大的幫助。

　　文獻出處：Relationship Between Nutrition and Blood Pressure： A Cross-Sectional Analysis from the NutriNet-Santé Study, a French Web-based Cohort Study. Am J Hypertens （2015）28（3）： 362-371. doi： 10.1093／ajh／hpu164（文獻內容翻譯引用自營養共筆網站）

（注）BMI（身體質量指數）：體重（公斤）÷身高（公尺）的平方。
國民健康署建議我國成人BMI應維持在18.5（kg／m2）至24（kg／m2）之間，太瘦或過重皆有礙健康。

代謝症候群的定義

　　代謝症候群是指腹部肥胖、高血糖、高血壓、血脂異常現象，有代謝症候群的人，未來得到糖尿病、高血壓、高血脂、心臟病與腦中風的機會分別是一般人的六倍、四倍、三倍、二倍。

　　就二十歲以上成人來說，以下列五項危險因子中，若有一項即可稱為代謝症候群高危險群；有三項（含）以上者，即可判定為代謝症候群。

（1）肥胖：腹部肥胖（腰圍：男性≧90c m、女性≧80c m）

（2）高血壓：收縮血壓（SBP）≧130m mHg／舒張血壓（DBP）≧85m mHg

（3）高血糖：*空腹血糖值（FG）≧100m g／dl

（4）高密度酯蛋白膽固醇（HDL-C）：男性＜40m g／dl、女性＜50m g／dl

（5）高三酸甘油酯（TG）≧150m g／dl

*衛生福利部國民健康署於2006年參採94年美國NECP ATPⅢ的診斷標準，將代謝症候群的空腹血糖標準（FG）≧110mg/dl下修為≧100mg/dl。

高血壓與疾病之間

「醫生，我最近常感覺到脖子很緊，而且會覺得胸悶、頭痛痛的，有時候早上想到要做的事情，下午就想不起來，是不是身體出了什麼毛病？」

「林先生，不用太擔心，我們先坐下來休息五分鐘，等一下先幫你量血壓看看是不是正常喔！」

在診間常遇到一些可能由於近期工作壓力比較大，或是長期外食吃比較鹹等原因，造成血壓偏高的高血壓的病患，這類病患的高血壓往往是「首發」，也因此比較容易緊張。

臨床上曾經遇到一位六十多歲務農的阿伯，就診時表示，以前整天都在種菜忙粗活也沒有甚麼特別不舒服，但最近退休了，比較清閒，卻發現好像很容易口乾、口苦、脖子緊，胸口也總是悶悶的，不舒服。一量血壓才發現這位老先生的收縮壓已經飆到290mmHg，舒張壓也是破百，當場讓醫生和護士都嚇一跳！

這種個案有可能是因為平常整天都在務農忙工作，加上老一輩的人對於身體不舒服的忍受力較高，所以才會在退休後比較不忙時，才發覺到身體的不適。

高血壓初期可能無症狀，有少數人會感到肩頸僵硬、頭暈、頭痛或記憶力減退，所以高血壓也被稱為「寂靜的殺手」（silent killer）。而長期的血壓高又會對身體器官產生哪些影響如表：高血壓器官疾病的特徵。

高血壓器官疾病的特徵

器官系統	疾病特徵
心臟	臨床、心電圖或放射顯影證據顯示有心血管疾病，左心室肥大、左心室功能不良或心臟衰竭。
腦血管	暫時性缺血或中風。
周邊血管	四肢有一次或數次沒有血管搏動（除非是在足背部），有或沒有暫時性的跛行、動脈瘤。
腎臟	血清肌酸酐>1.5mg/dl，尿蛋白（1+或以上），微量白蛋白尿（*UACR>30mg/g）。
視網膜病變	出血或有滲出液，有或無視神經乳頭水腫。

*UACR（urine albumin／creatinine ratio）：尿液中的白蛋白與肌酸酐的比值。

高血壓的可怕併發症

　　長期高血壓不僅會加速血管老化，增加動脈硬化的風險，隨著年齡增長也會增加動脈硬化的程度；若腦部的血管產生動脈硬化的現象，則會增加腦梗塞、腦出血的風險，也會增加腦血管性失智症發生的機率。

　　就心臟方面而言，高血壓若持續對心臟造成負擔，心臟因須要增加力量把血液打出去，長期下來心臟壁會增厚引發心臟肥大，而心肌也會因為作功的力量越來越不足，初期會出現心悸、喘不過氣的現象，嚴重的話甚至會出現胸痛、呼吸困難甚至心肌梗塞的情況發生。

　　另外，對腎臟方面也會產生很大的影響，長期高血壓會影響腎臟的小動脈，進而引起腎臟功能退化與受損。腎功能衰竭可能會出現蛋白尿、尿量減少、水腫、食慾不振和倦怠感；若病患本身長期也有糖尿病，也可能因為血糖控制不佳引起糖尿病腎病變，進而導致血壓升高。我現任職於聯合型血液透析診所，臨床上常看到許多因長期血糖或血壓控制不良，導致腎臟病變而須終生洗腎的腎友，更能深刻體會到洗腎患者的辛苦。

　　而一般民眾比較會忽略的是，長期高血壓也可能會引起高血壓性視網膜病變，不僅會影響視力、造成眼底出血，情況嚴重時甚至可能會導致失明。

　　因此若能在開始發現血壓偏高時，就先積極透過改變生活型態，如運動、減重及減鹽飲食，應可及早預防高血壓的發生。

腦
暫時性缺血
中風

心臟
心肌梗塞
心絞痛
左心室肥大
心衰竭

腎臟
腎臟病變
腎衰竭

透過生活型態的修正
預防高血壓的發生

「營養師，剛才醫生幫我量血壓，說我的血壓『收縮壓135mmHg，舒張壓85mmHg』超過標準，請我來找妳，是不是要開我始吃血壓藥了？」

「陳太太，醫生請妳來找我，是因為妳的血壓只是剛開始偏高而已，目前還不用吃藥！但妳要開始從飲食和日常生活習慣來做一些改變，這樣就可以不用靠吃藥來降血壓喔！」

當我們開始發現血壓偏高時，是否就要馬上開始吃血壓藥？其實答案不盡然。

許多人並不知道，吃血壓藥並不是唯一的解答，如果在血壓剛開始發現偏高時就開始實施「高血壓的初級預防」（表：高血壓的初級預防）飲食及調整生活型

高血壓的初級預防

危險因子	生活型態的修正及方法
體重過重（BMI＞27或腰圍超過標準（女生＞80公分，男性＞90公分）	減輕百分之五的體重或至少4.5公斤的體重，降血壓效果較明顯
活動量（運動量）不足	增加有氧運動至每天30分鐘至45分鐘，每週運動3至5天
攝取過多鹽分（吃太鹹）	每天攝取＜6公克的鹽，同時增加鉀、鈣、鎂離子的攝取（即DASH飲食）
攝取過多酒精	酒精攝取應適量，男性每日酒精攝取應不超過30毫升（即2份酒精當量），女性及體重較輕者應減半至15毫升，亦即1份酒精當量（注）。
血壓值略高於正常值	積極調整生活方式
有高血壓家族病史	及早預防

（注）1份酒精當量＝15公克酒精＝啤酒375cc（酒精濃度4%）＝水果酒150cc（酒精濃度10%）＝白蘭地40cc（酒精濃度40%）＝高粱酒30cc（酒精濃度53%）。

改變生活型態對降血壓的效果

改變方式	建議	預期降壓（收縮壓）效果
減鹽	減少5-10公克鹽／天	2.5mmHg／減鹽2.5公克
限酒	男性＜30公克酒精／天 女性＜20公克酒精／天	2-4mmHg
減重	BMI 22.5-25	1mmHg／減重1公斤
戒菸	完全戒除	對血壓影響無確定效果
節食	地中海飲食（多蔬果，8-10份／天，與低脂乳品2-3份／天，少飽和脂肪與膽固醇	10-12mmHg
運動	有氧運動，每天至少40分鐘，每週至少3-4天	3-7mmHg

（參考資料來源：《2016台灣高血壓治療指引》）

態，或許一開始即可免去吃藥之苦。

　　但如果經過三個月飲食與生活型態調整之後，血壓仍高於標準，一般會建議再加藥物治療，以免血壓持續升高，引發其他的併發症。

　　一般而言，對於肥胖型高血壓患者，若能減輕體重至理想範圍並維持不復胖，那麼降血壓的效果會很明顯！研究也已證實，只要改變四項危險因子，如：體重過重、高鹽分攝取、酒精消耗、缺乏運動等，對血壓開始偏高的預防和控制是有效的！

　　另外根據最新版的《2016台灣高血壓治療指引》手冊裡也有提到各種生活型態的改變對降血壓（收縮壓）的預期效果！

高血壓患者飲食建議（禁忌）

DASH飲食（得舒飲食）：
以高鉀、高鎂、高鈣及增加膳食纖維和不飽和脂肪酸，降低飽和脂肪的飲食型態。

低鹽飲食：
每一餐都減一點鹽，多吃天然新鮮食材，少吃加工製品的飲食習慣。

養成低鹽飲食的習慣，建立得舒飲食的飲食型態，從此遠離高血壓。

降壓飲食新觀念
DASH飲食（得舒飲食）

「營養師，自從知道我有高血壓之後，醫生都叫我要吃清淡一點，而且不能吃太鹹還有少吃加工品，可是老是要我吃那些沒有味道的東西，真的很難下飯；而且很多東西都不能吃，這樣三餐到底要吃甚麼啊？」

「陳先生，其實血壓高的人不是甚麼都不能吃，而是儘量要多吃天然的蔬菜水果，並且儘量用比較低鹽天然的方式來調味，不但能減少你飲食當中鹽分的攝取，更可以藉由美味健康的料理來幫助你改善血壓喔！」

得舒飲食（dietary approaches to stop hypertension，簡稱DASH ）是一九七七年美國進行的一項「預防高血壓的飲食計畫」研究，目的在比較三種不同的飲食方式對於降血壓效果的影響。結果發現，DASH飲食與其他兩種飲食相較（一種是符合美國飲食指南的飲食，另一種是符合美國飲食指南再增加蔬果攝取量的飲食），並發現原本高血壓的患者在攝取DASH飲食之後，其收縮壓可平均降低6到11mmHg，且總膽固醇及低密度膽固醇（LDL-C）也有下降，甚至原本血壓偏高但正常者若攝取DASH飲食之後，也有助於預防高血壓的發生率。

這種相當於增加兩倍水果和蔬菜的飲食療法，對典型的美國飲食來說，是一種明顯的改變，包括減少飽和脂肪（紅肉類及加工肉品）與甜食和含糖飲料的攝取，並儘量以白肉（魚肉）來取代紅肉，奶類或奶製品也儘量選擇低脂或脫脂的，有助於避免肥胖及降低心血管疾病的產生。

DASH飲食的原理在於，運用高鉀、高鎂、高鈣及增加膳食纖維和不飽和脂肪酸，並降低飽和脂肪的飲食搭配，來達到降血壓的成效，不是一味地強調限制鹽分的攝取，而是藉由增加飲食中有利於降壓的營養素攝取，來幫助改善血壓偏高的症狀。DASH飲食若能同時搭配低鈉飲食（1500mg／天，約4公克鹽）其降壓的效果會更好。

得舒飲食的飲食原則（DASH Diet）

男性以總熱量2000大卡／天，女性以總熱量：1600大卡／天

食物種類	食物選擇範例	每份份量說明（1份的份量）	有益於降壓的營養素	女性每日建議攝取份量	男性每日建議攝取份量
全穀根莖類（主食類儘量2／3以上選用全穀根莖類）	燕麥、全麥麵包、糙米飯、地瓜、山藥	飯1／4碗，薄吐司1片（25g），稀飯或麵半碗，地瓜55g，山藥110g	膳食纖維	6	7-8
蔬菜類	大番茄、小黃瓜、香菇、地瓜葉。（建議多選用高鉀的蔬菜，菠菜、金針菇、竹筍、莧菜）	生蔬菜（未煮熟）100g，煮熟（收縮率較高，地瓜葉）青菜半碗，收縮率較低（青花菜、竹筍）2／3碗	鉀、鎂、膳食纖維	5	5
水果類	各種水果、葡萄乾、黑棗、新鮮果汁	中型橘子1顆，葡萄13顆，小顆蘋果1顆，西瓜2／3碗	鉀、鎂、膳食纖維	5	5
低脂或脫脂乳品	脫脂或低脂奶粉（鮮奶）	脫脂（低脂）奶粉25g（3平匙），脫脂或低脂鮮奶240cc	鈣、蛋白質	1.5	1.5
堅果種子類	腰果、花生、葵瓜子	腰果5顆，花生18顆，開心果15顆，核桃2顆，芝麻2茶匙，葵瓜子1湯匙	鉀、鎂、膳食纖維、蛋白質	2-3	2-3
油脂類	各種植物油（橄欖油、苦茶油、大豆油），（不建議動物油）	橄欖油1茶匙（5g）、葵花油1茶匙、酪梨油1茶匙		4	4
豆魚肉蛋類	魚肉、家禽類（雞、鴨）、蛋、黃豆及黃豆製品（豆腐、豆干）	雞胸肉30g（約1兩），魚肉35g，五香豆干1片，豆漿250CC，傳統豆腐2小格，全蛋1顆	鎂、蛋白質	4-5	5-6

針對較適合國人不同熱量的得舒飲食建議內容

適合族群	活動度中等女性	活動度中等男性	中壯年男性或平時活動度較高者
每餐建議飯量	每餐飯半碗	每餐飯7-8分滿	每餐飯9分滿
熱量	1600大卡	1800大卡	2000大卡
全穀根莖類	1碗半	2又1／4碗	2又3／4碗
蔬菜類	煮熟2碗半	煮熟2碗半	煮熟2碗半
水果類	5份	5份	5份
低脂或脫脂乳品	1杯半	1杯半	2杯
堅果種子類	2-3	2-3	2-3
油脂類	3	4	4
豆魚肉蛋類	4-5	5-6	6-7

注：血糖偏高者建議水果份量應≦2份／天。

各種不同油脂的比較與建議

油脂種類	市面上油脂舉例	適合烹調方式
多元不飽和脂肪酸含量較高的油	大豆油、葵花油、紅花籽油、玉米油、葡萄籽油、芝麻油	有助於降低血脂肪，建議用於涼拌、炒。
單元不飽和脂肪酸含量較高的油	橄欖油、苦茶油、芥花油、花生油	能提升體內好的膽固醇，有助於降低血脂肪，建議用於小火短時間油炸、煎、炒、涼拌。
飽和脂肪酸含量較高的油	豬油、牛油、奶油、棕櫚油、椰子油	會增加心血管疾病發生的風險，建議減少使用。

另類觀點：高脂DASH飲食

　　二〇一五年美國臨床營養期刊有篇研究找來三十六位健康成年人，隨機把他們分配到下面三種飲食：

　　1. 控制組飲食。

　　2. 原版DASH飲食

　　3. 高脂版DASH飲食：將原本DASH飲食建議的低脂乳製品以全脂乳製品取代，並減少碳水化合物的攝取量。

　　試驗共進行三個循環，參加受試者在吃三種飲食三個月後休息兩個月，然後再交替進行。研究除了會量測受試者的血壓，也會測量血液中各種脂蛋白的濃度與顆粒大小。

　　結果發現，「原版DASH飲食」與「高脂版DASH飲食」的降血壓效果差不多，但有趣的是，攝取「高脂版DASH飲食」除了降血壓的效果外，還會減少血液中三酸甘油酯與低密度脂蛋白（VLDL）的濃度，這或許是因為減少飲食中醣類（碳水化合物）的攝取，有助於三酸甘油酯的下降；不僅如此，攝取「高脂版DASH飲食」的那組，血液中低密度脂蛋白（LDL）尺寸也較大；然而我們知道，若低密度脂蛋白（LDL）太小顆的話會較容易被氧化，並增加動脈粥樣化的風險及心血管疾病的風險；也就是說，比起長期以來都建議攝取低脂乳製品的原版DASH飲食，似乎建議攝取全脂乳製品的「高脂DASH飲食」對於心血管的幫助是比較大的。

　　因此，除非你是膽固醇一直都很高的高血壓患者，不然對於乳製品的選擇或許可以不用太過局限於脫脂或是低脂的了。

•文獻出處：Chiu, S., Bergeron, N., Williams, P. T., Bray, G. A., Sutherland, B., & Krauss, R. M.（2015）. Comparison of the DASH（Dietary Approaches to Stop Hypertension）diet and a higher-fat DASH diet on blood pressure and lipids and lipoproteins： a randomized controlled trial. The American journal of clinical nutrition, ajcn123281.（文獻內容翻譯引用自營養共筆網站）

吃素可以降血壓嗎？

二〇一四年二月底，日本一項包含近一世紀來的七件臨床實驗，以及三十二件觀察性研究（包含約兩萬兩千名受試者）的統合分析研究，發現素食者的血壓較食肉者的低。

研究人員發現，平均而言素食者的收縮壓相對低5～7mmHg，而舒張壓相對低2～5mmHg。就臨床上來說，素食長期下來有助於降低罹患心血管疾病的機率。

與雜食者相比，即使素食者的鹽攝取量和吃肉的人相當，但因為素食者的飲食傾向於含較高的多元不飽和脂肪，以及較低的總脂肪、飽和脂肪和膽固醇。而多元不飽和脂肪酸是前列腺素（Prostaglandin）的前驅物，會影響腎臟鈉的排除並放鬆血管的肌肉組織，因此對降血壓可能是有幫助的。

儘管素食者高血壓的情況可能會較少，但仍要注意許多素料加工品（例如：豆棗、素肉鬆、素火腿）裡的鹽分較多。而蛋奶素食者比較能攝取到足夠的蛋白質、鈣、鎂和鐵等營養素，若是吃純素的素食者，應要多吃深綠色蔬菜、黃豆及黃豆製品，並且視情況補充綜合維生素或鈣片，避免長期不吃蛋或奶製品導致營養不均衡的情況發生。

•文獻出處：Vegetarian Diets and Blood Pressure：A Meta-analysis（文獻內容翻譯引用自營養共筆網站）

鹽分攝取與血壓控制的相關性

「營養師，我有高血壓，是不是一滴鹽都不能吃啊。」

「我明明都沒有加鹽，除了醬油，我一點點鹽都沒有用，為什麼血壓還是降不下來？」

「不過，菜沒有加鹽怎麼吃啊？」

美國最新發布的《2015-2020飲食指南（Dietary Guidelines 2015-2020）》強調健康的飲食有助於降低肥胖及預防慢性病如高血壓、心臟疾病及第二型糖尿病，並建議除了應攝取多樣性蔬果及多全穀的健康飲食模式外，同時還須限制添加糖、鈉、飽和脂肪及反式脂肪的攝取量，以達到預防疾病發生的健康飲食型態；這樣的飲食建議模式不但與DASH飲食建議幾乎雷同，美國新版飲食指南更強調成人及十四歲以上孩童每天鈉攝取量應低於2300mg（約6公克鹽），而十四歲以下兒童應攝取更少的鹽分，表示「少鹽飲食」的習慣更應從小就開始培養。

大約百分之三十至百分之五十的高血壓患者，及百分之十五至百分之二十五的正常血壓者，在攝取較高的鹽分時會造成血壓升高，醫學上稱為「鹽敏感型高血壓」，這類型的人大多以老年人、肥胖症、糖尿病患者及腎功能退化的人居多；

鑑定鹽敏感的方法

鹽分階段性試驗是用以分辨高血壓病人對鹽分的敏感程度，試驗包括三個階段。

第一階段： 攝取正常飲食以建立鹽攝取的基準量，測量血壓，測量尿中鹽排出量。

第二階段： 攝取含二公克鹽的限鹽飲食兩星期，測量血壓，若舒張壓＜90mmHg，此病人即為鹽敏感性，需要收集二十四小時尿液，一個月之後，若舒張壓＞90mmHg，尿中氯化鈉排出量＜34mmol／24小時，則此病人為鹽抗拒性。

第三階段： 攝取含二公克鹽的飲食，但每天增加一公克鹽的攝取，每增加一公克的鹽持續三天的時間，每個增加的階段均測量血壓，當舒張壓＞90mmHg時收集二十四小時尿液，如此即可測知鹽攝取的閾值。

（資料來源：Krause's Food, Nutrition, &Diet Therapy 11／e）

另外有一些高血壓的人在攝取較高鹽分時並不會使血壓上升，稱作「抗鹽性的高血壓」，但是這種族群占少數，況且如何鑑定自己是否為「鹽敏感型高血壓」還需透過親身實驗才能得知。〈請參考P33：鑑定鹽敏感的方法〉。既然我們都知道，清淡低鹽的飲食較能幫助預防高血壓的發生，但為何每年台灣高血壓的人口數還是不斷增加？是不是我們國人的飲食中鹽分攝取量都太多了呢？

根據兩次衛生署進行之國民營養健康狀況變遷調查結果發現，國人鈉攝取量都超標，特別是年輕世代都比過去吃的鹹！國內十九至三十歲男、女性民眾每日鈉總攝取量分別為4,599毫克及4,096毫克，皆達國人鈉攝取上限（2400毫克／天）的1.9倍及1.7倍（表一、表二）。且隨著外食人口的增加以及便利商店各種

表一：兩次國民營養健康調查男性鈉（鹽）一天攝取總量之比較

年齡	鈉（鹽）	
	第一次1993-1996年	第二次2005-2008年
男性（19-64歲）	3821毫克（9.6公克）	4580毫克（11.5公克）
19-30	4280毫克（10.7公克）	4599毫克（11.5公克）
31-64	3560毫克（8.9公克）	4572毫克（11.4公克）

表二：兩次國民營養健康調查女性鈉（鹽）一天攝取總量之比較

年齡	鈉（鹽）	
	第一次1993-1996年	第二次2005-2008年
女性（19-64歲）	3569毫克（8.9公克）	3568毫克（8.9公克）
19-30	2800毫克（7.0公克）	4096毫克（10.2公克）
31-64	3920毫克（9.8公克）	3349毫克（8.4公克）

方便即食料理不斷推陳出新，許多年輕外食族群幾乎可達到在便利商店解決三餐加上宵夜的需求。十九至三十歲的年輕上班族群不論是男性或女性，來自於加工或調理食品攝取鹽分的比例都較年長族群來的高，反而是年紀越大三十一歲以上的族群，從天然食材中攝取的鹽分比例會較高。（表三、表四）。

　　許多人可能不知道，我們每天從新鮮食物當中，就已經攝取將近一公克的鹽分（請參考P36 表：均衡飲食中的含鈉量），因此，一般健康的人若要控制鹽分攝取量，在國民健康署建議的標準，每日小於六公克以內，而高血壓的族群攝取，一天建議攝取的鹽分量更在五公克以內（2000mg鈉／天），表示我們一天可以

表三：2005-2008年國民營養健康調查狀況變遷調查

19-64歲男性主要鈉攝取來源

年齡	加工或調理食品	烹調或進食中添加之鹽、醬油及調味料	天然食材
男性（19-64歲）	43.9%	47.6%	8.5%
19-30	46.0%	46.6%	7.4%
31-64	43.0%	48.0%	9.0%

資料來源：2005-2008年國民營養健康狀況變遷調查

表四：2005-2008年國民營養健康調查狀況變遷調查

19-64歲女性主要鈉攝取來源

年齡	加工或調理食品	烹調或進食中添加之鹽、醬油及調味料	天然食材
女性（19-64歲）	42.8%	49.1%	8.1%
19-30	45.8%	47.5%	6.7%
31-64	41.3%	49.9%	8.8%

資料來源：2005-2008年國民營養健康狀況變遷調查

從調味品中再多攝取的鹽量只有四至五公克，五公克的鹽相當於一茶匙鹽或二湯匙醬油而已（表：調味料的鹽分含量表）。請回想自己一天的飲食當中，鹽分的攝取是不是早已超標了呢？

低鹽飲食最好能採漸進式進行，否則一開始不能接受太過清淡無味的食物，通常最後還是會放棄而亂吃。且低鹽飲食不是不能吃鹽，而是每一餐都減一點，並且多吃天然新鮮食材，少吃加工製品。通常加工的食品鹽分較高，一方面也是為了達到保存以及增加食物風味的效果，包括冷凍食品、罐頭類、香腸臘肉、泡麵

均衡飲食中的含鈉量

類別	份量	含鈉量（毫克）
全穀根莖類	3-6碗	60～120
豆魚肉蛋類	4份	100
奶類	1-2杯	120-240
蔬菜類	3	27
水果類	2	4
油脂與堅果種子類	2-3湯匙	微量
總計		310～490

（400毫克的鈉=1公克的鹽）

調味料的鹽分含量表

食鹽與常用調味品鈉含量的換算	
一公克食鹽	400毫克鈉
一茶匙食鹽	6公克食鹽 2400毫克的鈉 2又2/5湯匙醬油 6茶匙味精 6茶匙烏醋 15茶匙蕃茄醬

（一湯匙=15C.C.／一茶匙=5C.C.）

茶匙大小

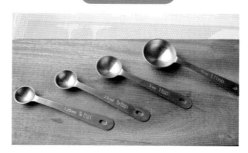

或蘇打餅等，老人家愛吃的醃漬類食物如豆腐乳、醬菜、筍乾等。（〔附注一〕高鹽分的食品及調味料整理）一般而言，低鈉的標準是指每份食物當中的含鈉量，要能低於140毫克；若是飲品的話，每份含鈉量最好能低於70毫克，例如運動飲料或加鹽的番茄汁，都要注意，並且要透過閱讀食品營養標示的習慣，來更清楚瞭解食品當中所含的鹽分，才能幫助自己選擇正確的食物。

看懂食品營養標示了解食品中的含鈉（鹽）量

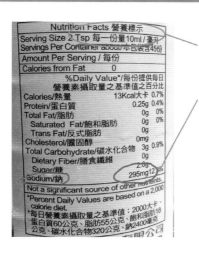

1. 應清楚知道每一份的重量為多少公克或毫克。

↓

2. 用鈉含量去計算每一份量的鹽含量。每400毫克（mg）的鈉＝1公克（g）的鹽，所以295毫克的鈉＝0.73公克的鹽。

3. 若一次攝取的量為30毫升（等於3份），鹽分的攝取量即為3x0.73＝2.2公克。

自二〇一五年七月起，衛生福利部食品藥物管理署公布的包裝食品營養標示應遵行事項，並配合最新的國民營養調查結果，增修訂熱量及各項營養素之每日參考值，其中有關鈉含量一天的建議為2000毫克（＝5公克鹽）。

（圖片來源：衛生福利部食品藥物管理署）

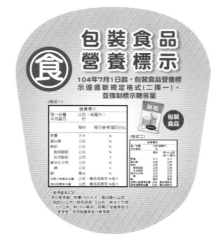

高血壓族群的生活小提醒

　　不管是預防高血壓或是高血壓的治療，與其依賴藥物控制，都不如從生活習慣改變來得有效且確實。

　　這裡提出五大原則，幫助大家能夠遠離高血壓的威脅，永保健康的身體。

飯前先洗澡，或飯後兩小時再洗澡

　　因酒足飯飽之後血液會集中於消化器官，使腦部和心臟的血流量減少，若此時洗澡身體接觸到熱水會使我們的血壓快速上升，尤其是在冬天從寒冷的室外進入到浴室裡。為了預防這種血壓急遽上升的情況，最好是在吃飯前先洗澡，或是吃飽兩個小時之後再洗澡。另外洗澡水的溫度也不宜過熱（約四十度），才可避免血壓的快速變化。而高血壓患者若要泡澡，時間也不適宜過長，應儘量控制在五至十分鐘以內，泡澡時間過長可能會導致血壓下降太低，從浴缸起身時容易會有頭暈目眩的情況發生。

避免晨起高血壓，睡前應補充水分

　　血壓會在白天升高，於傍晚入夜時會變低，所以血壓高的人除了需要充足的睡眠來幫助血管的修復，睡覺時人體的水分會透過汗水的蒸發及呼吸流失，血液中的水分減少之後血液容易變黏稠不容易流動，造成血壓高的人在早上快睡醒時（六點至九點）因血壓開始上升較容易發生腦出血或腦梗塞中風。因此，除了白天應攝取充足的水分外，床前也應準備水壺，若半夜醒來感到口渴時應立即補充水分，早上剛起床時也可以先喝一大杯溫開水（約500CC）來補充水分，或是用麥茶替代也可以，能改善血液的黏稠度並幫助血壓的穩定。

減壓生活及適合自己身體強度的運動

我們都知道，劇烈的運動容易造成血壓的升高，因此高血壓患者若希望藉由運動來改善血壓，應選擇運動強度中等、較溫和的持續性有氧運動，快走、游泳或是水中步行，都是很適合高血壓患者的運動。而有的高血壓患者體重較重，為了避免造成膝蓋關節的負擔，從事水中的運動是比較適合的。至於較激烈的跑步、打籃球或有氧舞蹈，可能較不適合已經屬於第三期高血壓（收縮壓≧180mmHg或舒張壓≧110mmHg）以及已經產生併發症的高血壓患者。而平常工作壓力較大的高血壓患者，也應至少一週安排一天時間休息或放鬆平日緊張壓力的心情，或是找三五好友談天紓壓，但要避免過量飲酒以免因此反而造成血壓的上升。

咖啡因建議攝取量（高血壓患者建議每日咖啡因攝取＜200mg）

美國二〇一五年新版飲食指南也指出，沒有高血壓的健康人每天三至五杯咖啡（一杯約240CC），一天咖啡因建議攝取量在400毫克以內，以黑咖啡或是加低脂牛奶，不建議添加奶精或糖。而對於有高血壓的人而言，雖然目前還無法定量攝取多少咖啡因對血壓的影響性，但如果原本血壓高的人突然攝取過量的咖啡因，也是很容易會造成血壓快速上升；因此建議高血壓的患者最好一天咖啡因的攝取量在200毫克以內（包含茶、可樂、巧克力）。

各類食物的咖啡因含量表

含咖啡因的食物種類	咖啡因含量（毫克）
義式濃縮咖啡（Espresso）（1份）	100
即溶咖啡（180 CC）	60
濾泡式或煮式黑咖啡（180 CC）	103
不含咖啡因的咖啡	2～5
紅茶，煮3分鐘 （180cc）	40
即溶沖泡紅茶	30
可樂（360cc）	30～70
烘烤用巧克力，（30公克）	25
巧克力牛奶，1杯（250cc）	10
牛奶巧克力棒（45公克）	10
可可粉，1湯匙	10

健康多一「碘」

「碘」是維持甲狀腺功能的必須營養素，甲狀腺分泌的甲狀腺素可促進身體代謝及組織生長，缺乏時容易覺得疲倦、怕冷、甲狀腺腫大及造成心智功能障礙，也會造成代謝變慢而且容易變胖。

根據國民健康署「2010-2013國民營養健康狀況變遷調查之尿液碘濃度分析計畫」分析結果，二○一三年，我國六歲以上人口的尿液碘濃度中位數為96微克／升，有51.9%（約一半以上）的國人，尿液碘濃度低於世界衛生組織所建議的碘濃度下限100微克／升。

大部分有缺碘問題的國家通常是因為，民眾無法由天然飲食攝取到足夠的碘，必須攝取由食品中額外添加的碘來提供。台灣早期為鹽品專賣制，實施全面食鹽加碘政策，自一九六七年開始生產販賣添加「碘酸鉀」的加碘鹽，但自二○○四年台灣鹽品開放自由貿易之後，現在市面上許多國產及進口食鹽（例如：天然海鹽），並非全部為加碘的食鹽。因此推測部分民眾可能因為長期食用未加碘的鹽，而平常飲食當中又較少食用含碘食物，因此造成有越來越多民眾產生碘營養不足的情形。

依據我國「國人膳食營養素參考攝取量（DRIs）」建議，十九歲以上成人每日需要140微克碘，若選用含碘量20 ppm的碘鹽作為烹飪用鹽（以每日一茶匙，約五公克鹽計算），一天可補充約100微克的碘。建議民眾選購食鹽時，注意看成分標示，選用成分標示有「碘酸鉀」或「碘化鉀」的加碘鹽，而有的鹽品包裝上甚至會標註「未添加碘」，提供需要限制碘攝取量的民眾作為參考。

而外食族群因為無法確定餐廳業者烹調時是否是使用加碘鹽，建議平常要多攝取富含碘食物。素食者可以選擇海帶、紫菜、等海藻類食物，葷食者也可由海水魚貝類增加碘的攝取。但長期缺碘的人若突然攝取大量的碘，也可能會有誘發甲狀腺腫的副作用，建議最好是養成從平常飲食當中，漸進式的增加碘的攝取量。

資料參考：國民健康署新聞稿〈食用「碘」鹽 健康多一點 逾半數國人碘營養不足〉

第3章

營養師特選・名廚精心調理
降壓好食材・美味好料理

降壓少不了的蔬食、高鉀、高膳食纖維，
魚肉蛋奶和主食，吃飽又有蛋白質和足夠的熱量，
想喝湯、想吃甜點，高血壓患者也不必Say No！
完美的飲食搭配、簡單的料理方式，
讓你控制血壓無負擔！

降壓飲食療法的重點

　　預防高血壓飲食模式的變化很重要。

　　首先，就是要均衡飲食，這樣身體所需的營養素才能均衡的被攝取到，其次是採取低鈉鹽飲食，鹽必須控制在一天六公克以下，此外，蔬菜、水果的攝取量也必須增加，最後再搭配規律的生活作息，不暴飲暴食，和適度的運動，自然就能夠達到控制血壓的目的。

鹽分攝取量請控制在一天6g以下

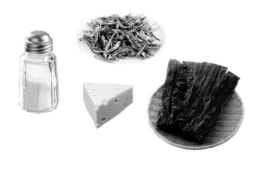

攝取營養均衡的飲食

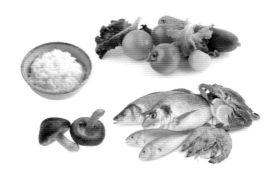

積極攝取青菜和水果

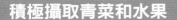
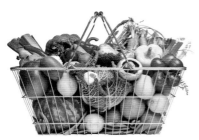

控制膽固醇和脂肪

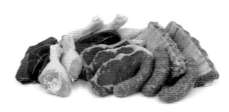

請不要吃太多也請不要增胖

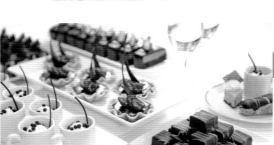

調味料的測量方法

　　調味料的使用控制是一件看起來簡單，實際上就時常會「失控」的，但，要達到降血壓的目的，每一個環節都不能不小心。這裡就介紹幾種常用的測量調味料的工具和使用方法，供大家參考。

用量杯測量時

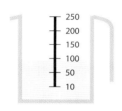

放穩量杯，以水平視線來判斷容量。

量杯

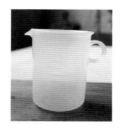

一般量杯的容量是200ml，建議使用可耐熱的玻璃材質或不鏽鋼製品。

用量匙測量

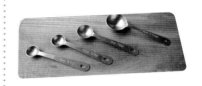

量匙有大匙（15 ml）、中匙（5 ml）、小匙1/5匙（1 ml）

料理量秤

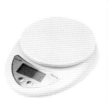

可選精密度較高的電子秤。

用手測量

用3隻手指頭抓約0.5g

用2隻手指頭抓約0.3g

基準量是用大拇指和食指的指尖輕輕地抓一把。

基準量是用大拇指、食指和中指的指尖輕輕地抓一把，也可以用1/5匙測量。

液體測量的方法

測量1/2 匙時

測量1匙時

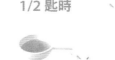

以量匙2/3深度為基準。

量匙1匙的量是液體在量匙邊緣會稍微滿起來的狀態。

鉀的主要作用

調控血壓是鉀離子的作用之一，高血壓患者可以藉由多攝取鉀，來達到降血壓的效果。

鉀含量豐富的食品

項目	每次食用基準（g）	鉀含量（mg）	項目	每次食用基準（g）	鉀含量（mg）
青菜			**豆類、豆類加工品**		
菠菜	80 g	552 mg	黃豆（乾燥）	20g	380 mg
山茼蒿	80 g	368 mg	納豆	一盒50g	330 mg
番茄	一個150 g	315 mg	紅豆（乾燥）	20g	300 mg
水果			毛豆	30個 毛豆仁45g	330 mg
酪梨	1/2個 酪梨肉70 g	552 mg	**魚類**		
哈密瓜	1/6片 100 g	350 mg			
香蕉	中一根 100 g	315 mg	鮭魚	一片100g	490 mg
西瓜	小玉1/4個 西瓜肉200 g	240 mg	鮪魚（金槍魚）	生魚片 5片60g	252 mg
奇異果	大一個 奇異果肉150 g	435 mg	**海藻**		
蘋果	大1/2個 蘋果肉150 g	165 mg	羊栖菜	5g	220 mg
薯類			**牛奶**		
里芋	一個50 g	320 mg	牛奶	一杯200g	300 mg
地瓜	中1/5條 50 g	235 mg			
馬鈴薯	中1/2個 馬鈴薯肉50 g	205 mg			

參考出處：＜日本食品標準成分表2010＞

鎂的主要作用

　　鎂離子可以抑制鈣的收縮，避免血管收縮作用，防止血壓升高。是維持身體健康的必要礦物質。

鎂含量豐富的食品

項　目	每次食用基準（g）	鎂含量（mg）	項　目	每次食用基準（g）	鎂含量（mg）
海鮮類			種子類		
海瓜子	175g 海瓜子肉70 g	70 mg	杏仁（乾燥・調味）	20 g	54 mg
蛤蜊	175g 蛤蜊肉70 g	57 mg	腰果（乾燥・調味）	20 g	48 mg
牡蠣（養殖、新鮮）	5個 牡蠣肉70 g	53 mg	花生（乾燥）	30g 花生仁20 g	34 mg
干貝	140g 干貝肉70 g	70 mg	芝麻	10 g	36 mg
櫻花蝦（乾）	10 g	31 mg	海藻		
黃豆、黃豆加工品			羊栖菜	5 g	31 mg
納豆	一盒50 g	50 mg	昆布（曬乾）	2.5 g	13 mg
黃豆（乾燥）	20 g	44 mg	穀類		
油豆腐皮	一片20 g	26 mg	糙米飯	一杯150 g	74 mg
			其他		
			栗子	50 g	36 mg

參考出處：＜日本食品標準成分表2010＞

鈣的主要作用

鈣不足會引發高血壓，所以滿足一天所需的鈣的份量很重要。

鈣含量豐富的食品

項　目	每次食用基準（g）	鈣含量（mg）	項　目	每次食用基準（g）	鈣含量（mg）
海鮮類			青菜		
乾蝦子（帶殼）	10 g	710 mg	小松菜	80 g	136 mg
日式煮小魚乾	10 g	250 mg	油菜花	1/2把 80 g	128 mg
脂眼鯡	3隻	171 mg	黃麻菜	1/2把 50 g	130 mg
柳葉魚（曬乾、新鮮）	2隻 40 g	132 mg	蘿蔔乾	10 g	54 mg
黃豆加工品			牛奶、奶製品		
油豆腐	1/3片 70 g	168 mg	牛奶	1杯 200 g	220 mg
木棉豆腐	1/3塊 100 g	120 mg	加工乳酪	塊狀1個 20 g	126 mg
凍豆腐	1個 16 g	106 mg	其他		
			芝麻	10 g	120 mg

參考出處：＜日本食品標準成分表2010＞

牛磺酸含量豐富的食品

項　目	每次食用基準（g）	牛磺酸含量（mg）	項　目	每次食用基準（g）	牛磺酸含量（mg）
海鮮類			**海鮮類**		
蠑螺	1個蠑螺肉 10 g	768 mg	松葉蟹	140 g 蟹肉100g	450 mg
花枝	110 g 花枝肉70g	848 mg	鯛魚	1片鯛魚肉 100 g	339 mg
牡蠣	5個牡蠣肉 70 g	814 mg	秋刀魚	1尾200 g 魚肉140 g	262 mg
章魚	100 g	871 mg	鰹魚	生魚片5片 100 g	167 mg
鰤魚	70 g	471 mg	魷魚	1/2隻 魷魚肉100 g	159 mg

膳食纖維含量多的食品

項　目	每次食用基準（g）	膳食纖維含量（g）	項　目	每次食用基準（g）	膳食纖維含量（g）
豆類、豆類加工品			**青菜、菇類**		
四季豆（乾燥）	20 g	3.9 g	南瓜	100 g	3.5 g
納豆	1盒50 g	3.4 g	牛蒡	50 g	2.9 g
黃豆（乾燥）	20 g	3.4 g	青花菜	1/2株 60 g	2.6 g
水果			燙熟竹筍	80 g	2.6 g
柿餅	40 g	5.6 g	蘿蔔絲（乾燥）	15 g	3.1 g
杏桃乾	30 g	2.9 g			
柿子	40 g	2.2 g			

參考出處：＜日本食品標準成分表2010＞

主食／奶蛋素

保持血管彈性
蔬菜起司蛋捲

　　美麗的早晨就從一份清爽營養美味早餐開始，不想讓家人吃下過多油脂及高鈉食物，最好自己動手做。

　　一日早晨突然想吃多種蔬菜，為了快速完成，不可能分別炒幾碟，不妨煎個蛋皮，把想吃的蔬菜都包裹在裡面，這樣比單吃蛋餅清爽，而且快速又營養，更符合健康低鈉原則。

　　蛋皮不用兩、三顆蛋，只需準備一個二十六公分以下不沾鍋的平底鍋，就可以輕鬆煎好一塊蛋皮。

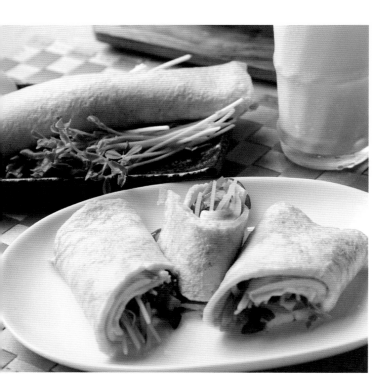

材料：2人份

雞蛋	2顆
麵粉	2匙
豌豆苗	30g
胡蘿蔔	1小段
黑木耳	1片
低脂起司	2片
黑胡椒粒	少許
油	2匙

鹽分1.0公克／每一人份

作法：

❶ 豌豆苗洗淨瀝乾。胡蘿蔔去皮切絲。

❷ 黑木耳切除背部蒂頭，洗淨切絲。

❸ 麵粉1匙加水2匙攪拌均勻成麵粉水。雞蛋1顆去殼，加入麵粉水打散拌勻。

❹ 取26cm平底鍋，開小火，加一匙油用紙巾或刷子塗抹開。

　　小技巧：鍋子不宜高溫，否則蛋液入鍋立即熟成。

❺ 蛋液從中心倒入，立即將平底鍋傾斜45度，順時鐘轉圈使蛋液攤平烘熟，鍋鏟輕推邊緣取出。另一個蛋同樣步驟完成。

❻ 炒鍋加水1碗煮開，胡蘿蔔、黑木耳入鍋汆燙3分鐘，撈出。豌豆苗下鍋汆燙10秒撈出瀝乾。

❼ 刀背劃開起司片成兩片，撕去塑膠膜。

❽ 蛋皮攤開，取一半蔬菜擺放1/3處，擺上起司。

❾ 捲裹成圓柱形蛋捲，接合處朝下，輕壓蛋捲，擺盤再切成5等份。

❿ 同樣作法完成另一份蛋捲。

　　小技巧：蔬菜、菌菇可視個人喜好做更改，以方便快速為原則。蛋捲並未以麵糊黏著缺口，擺盤再切才能避免散開。

熱量（大卡）	蛋白質（公克）	脂肪（公克）	醣類（公克）	鈉（毫克）	鉀（毫克）
194	11	13	4.3	394	149

營養師的叮嚀：

　　一般市售起司片的鹽分都不低，一片全脂起司片所含的鹽分約1公克，低脂起司1片的鹽分較低，約0.8公克，建議選擇低脂的起司片會比較好。

　　很多人怕膽固醇高而不敢吃蛋黃，殊不知一顆全蛋裡就含有700毫克的卵磷脂，相當於2飯碗黃豆的卵磷脂含量，卵磷脂是血管的清道夫，可以促進膽固醇的代謝。此外，卵磷脂在體內消化吸收之後會產生膽鹼，膽鹼是體內生成神經傳導物質乙醯膽鹼的原料之一，因此適量攝取卵磷脂能幫助維持記憶力及預防老人失智症。

　　人體內的膽固醇有一半以上是身體自行合成，非由食物攝取而生成的，因此老人家若較少吃肉或是膽固醇正常的人，一天攝取一顆全蛋對身體健康反而是比較有幫助的；而且攝取足夠的蛋白質也可幫助我們維持血管的彈性，比較不會因為血壓升高而使血管壁受到損傷。

　　黑木耳除了富含可幫助延緩醣類吸收及降膽固醇的膳食纖維外，其富含的多醣體也可增強人體的免疫系統，但凝血功能異常或是曾經出血性中風過的病患，則比較不建議大量食用。

主食／葷食＆高鉀

降低動脈粥狀硬化
南瓜海鮮燉飯

　　正統燉飯使用的是義大利米，自然也是因為熬煮過程比較不容易糊化，但義大利米較不易取得，因此，我選擇台灣優良米，一樣能夠煮出口感不差的燉飯。

　　台灣米有評選等級，建議選擇CNS一等米，花東地區的二等米，或是值得信任品牌的壽司米，千萬別使用等級差的米煮燉飯，肯定會熬出一鍋乾粥而不是濕潤燉飯。

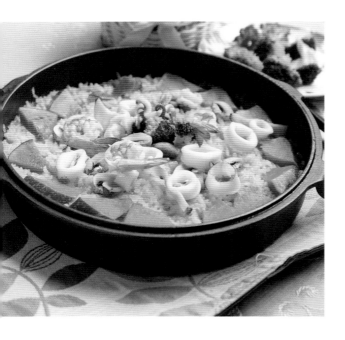

材料：3人份

南瓜	300g
白米	1.5杯
洋菇	70g
帶殼鮮蝦	6隻（150g）
小型中卷（透抽）	1隻（160g）
綠花椰	1／2顆（約150g）
蒜頭	5顆
橄欖油	2大匙
水	2.5杯
鹽	1／2匙
胡椒粉	少許

鹽分1.4公克，膳食纖維4.3公克
／每一人份

作法：

❶南瓜200g去皮、去籽，刨成絲狀。

❷南瓜100g去籽不去皮，切0.2cm薄片。

❸白米洗淨瀝乾。鮮蝦剪掉觸鬚洗淨。透抽去內臟洗淨橫切圈狀。

❹蒜頭去皮洗淨切片。洋菇洗淨對切。綠花椰菜分切小朵，菜梗削除硬皮，洗淨。

❺煮開2碗水加鹽1／5匙汆燙花椰菜2-3分鐘，撈出泡冷開水以保持翠綠。

❻水再煮開汆燙帶皮南瓜2分鐘。

❼平底鍋開小火，加兩大匙油炒香蒜片，加入白米拌炒約2分鐘。

❽南瓜絲、鹽、胡椒入鍋拌炒，加水1.5杯持續翻炒到水被米粒吸收。

❾再加水1杯拌勻，蓋鍋蓋改小火燜煮約5分鐘。

❿加入透抽、蝦子、洋菇拌炒均勻，鋪上去皮南瓜片。

⓫蓋鍋蓋再燜約5分鐘，觀察米粒熟軟度。

　小技巧：若水乾枯米粒還太生，可再加入1／3杯水。

⓬確認米粒中心微生，南瓜片熟軟即可，綠花椰搭配擺盤。

熱量（大卡）	蛋白質（公克）	脂肪（公克）	醣類（公克）	鈉（毫克）	鉀（毫克）
457	28	7.7	69	570	929

營養師的叮嚀：

　　橄欖油是「地中海飲食」中相當推崇使用的一種油。地中海飲食強調的是針對心血管疾病預防有明顯的效果。

　　這兩年也有營養相關的研究發現，攝取較多的橄欖多酚能幫助減少人體的壞膽固醇及降低動脈粥狀硬化的程度，且純度最高的「特級初榨橄欖油」（Extra virgin olive oil）發煙點較高，並不像純度較低的精製純橄欖油（Pure olive oil）的發煙點較低，所以是可以用於炸或煎等較高溫的烹調方式，且特級初榨橄欖油加熱後油脂本身的穩定度，並不比葵花油來的差；但高溫烹調的方式容易破壞多酚或使脂肪酸產生變質，若真正要攝取橄欖油的各種營養素，包含橄欖多酚、維生素E以及單元不飽和脂肪酸，建議還是用涼拌或水炒的方式，也更能品嚐到特級初榨橄欖油本身獨特的風味。

　　頭足類海鮮如魷魚、章魚、烏賊、小卷或中卷等，都屬於高蛋白、低脂肪的海鮮，且熱量不高，適合怕胖的人或新陳代謝較低的老人食用；不過頭足類海鮮的內臟所含的膽固醇較高，因此建議食用頭足類海鮮時應去除內臟，才不會吃進過多的膽固醇。

　　有關南瓜的營養價值可參考〈南瓜薏米濃湯〉，洋菇及鮮蝦對血壓的好處可參考〈黃瓜炒蝦仁〉，花椰菜對人體健康的幫助可參考〈綜合蔬菜湯〉。

促使血流順暢

芝麻醬涼麵

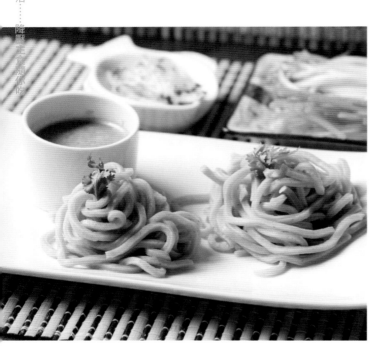

好吃的涼麵除了麵條Q彈，芝麻醬汁才是重點，但大家也都知道這是重油重口味。所以為了健康著想我選擇自己做原味芝麻醬，控制調味醬汁，除了不油膩、不過甜外，還要記得拿捏醬油及烏醋的用量，才能避免攝取過多的鈉，建議搭配的蔬菜分量可多一些，這樣才能吃得更健康。

材料：2人份

蕎麥麵	2束
小黃瓜	1條
胡蘿蔔	1／3段
綠豆芽	1把
冷開水	3碗
冰塊	1碗
水	6碗

鹽分0.5公克／每一人份

調味醬：

自製芝麻醬	1.5大匙
原味花生粉	1匙
蒜泥	1／2匙
糖	1.5匙
醬油	1.5匙
烏醋	1.5匙
溫開水	2匙

醬料作法：

❶ 取芝麻醬放入碗中，醬油分兩次加入攪拌，確認完全吸收。

小技巧：攪拌芝麻醬不能急，醬汁分批加入才能拌勻。

❷ 烏醋一樣分兩次加入拌勻，再加蒜泥、花生粉。

❸ 砂糖先拌入溫開水融化，再加入芝麻醬中全部拌勻。

小技巧：若使用市售芝麻醬，請濾除多餘油脂。（自製芝麻醬作法請見《30分鐘，動手做健康醬》第92頁。）

麵食作法：

❶ 小黃瓜洗淨切絲。胡蘿蔔去皮，切絲。綠豆芽去根，洗淨。

❷ 煮開6碗水，胡蘿蔔絲及綠豆芽入鍋汆燙約30秒，撈出瀝乾。

❸ 同一鍋水再煮開，麵條入鍋攪散開，持續中大火煮至麵條浮出水面，續煮1-2分鐘撈出

❹ 冷開水加入冰塊，麵條立即浸泡冰塊水降溫，冷卻後撈出瀝乾水分。

❺ 麵條擺盤分別擺上小黃瓜、胡蘿蔔及綠豆芽，淋上適量醬汁即可食用。

小叮嚀：市售涼麵皆會拌上油脂，再用筷子抖散吹風降溫，此作法麵條Q彈耐放，但是油脂含量高。

熱量（大卡）	蛋白質（公克）	脂肪（公克）
170	5.5	9.0
醣類（公克）	鈉（毫克）	鉀（毫克）
16	205	90

營養師的叮嚀：

　　黑芝麻是屬於高鈣、高鎂、高鉀及高鐵的優質食物，也富含脂溶性維生素E。我們都知道鉀和鎂是幫助維持血壓穩定的主要營養素，維他命E是很強的抗氧化劑，能防止多元不飽和脂肪酸及細胞膜的磷脂質被氧化破壞，有利於維持細胞膜的完整性。

　　蕎麥麵裡所含的蕎麥富含黃酮類化合物——芸香素（Rutin），芸香素具有強化微血管的功效，能使血管的彈性恢復，幫助血流更順暢有助於維持血壓的穩定；此道菜餚裡頭也有富含維生素C的綠豆芽，芸香素也能幫助維生素C的吸收。

　　涼麵所淋的芝麻醬若是能自己動手製作，不僅低糖和低油，也比較不會因為醬料放置過久而不新鮮；而一般市售的涼麵使用的芝麻醬雖然鹽分並不高，但麵體若使用的是含鈉量較高的油麵則會增加鹽分的攝取，建議以白麵或是蕎麥麵來製作涼麵較優。芝麻醬本身的熱量和油脂含量較高，體重過重的人較不適合經常食用，可自製芝麻醬或將芝麻醬醬包減半再淋上麵體，這樣不僅能攝取到芝麻豐富的營養素，也可避免攝取到過多的熱量。

舒緩交感神經，維持血壓穩定
青醬海鮮義大利麵

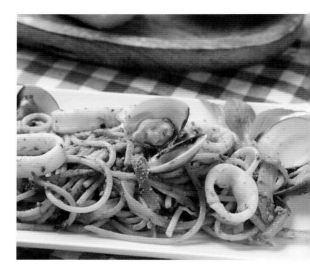

　　自己打青醬拌麵食用，最大的優點是油脂用量少、不會有油膩感，雖說橄欖油是健康油脂，也不宜加太多。傳統青醬的主角是蘿勒、松子和鯷魚，這裡則是以九層塔和無調味核桃或腰果，以及無調味南瓜子來製作，一樣充滿香氣。不過九層塔容易氧化，油量太少更容易變色，最好料理前才製作青醬。

材料：2人份

直條義大利麵	200g
蛤蜊	10顆
小型透抽	1條（約150g）
胡蘿蔔	1／5段
洋蔥	1／2顆
蒜頭	5顆
橄欖油	2匙
鹽	1／3匙
帕馬森起司粉	2匙
水	3碗

鹽分1.5公克，鐵1.7毫克／每一人份

義大利麵煮法：

❶煮開一鍋水約1000cc，改中小火，加鹽1／4匙。

❷義大利麵條下鍋散開，待麵體下半段軟化後，再將上半段麵條壓入滾水中。

❸持續滾煮10-12分鐘，撈出。

　小技巧：視個人口感喜好拿捏煮的時間。

❹水2碗加鹽1／2匙浸泡蛤蜊2小時吐沙，取出洗淨。

❺透抽去皮去內臟，洗淨橫切圈狀。

❻胡蘿蔔去皮切細絲。洋蔥去皮洗淨切絲。蒜頭去皮切片。

❼炒鍋加橄欖油2匙，小火炒香蒜片、洋蔥絲，續加胡蘿蔔絲拌炒，加水2／3杯煮開。

❽蛤蜊、透抽下鍋煮至七、八分熟。再放入煮好的麵條和青醬，確認海鮮熟透，湯汁收乾即可起鍋。

❾分裝兩盤，分別加入帕馬森起司粉1匙。

　小技巧：蛤蜊、帕馬森起司粉都有鹹味，煮麵時也加了鹽巴，炒麵就不再做調味。

青醬作法：

材料：

無調味烤核桃或腰果 1大匙（10g）　　　蘿勒葉或九層塔葉…………　30g

無調味南瓜籽……… 1大匙（10g）　　　橄欖油…………………… 2大匙

蒜頭………………… 4顆（約6g）

❶腰果、南瓜子若是生品，需先低溫烤熟，或是乾鍋小火炒熟。

❷蘿勒或九層塔取下葉片洗淨。

　小技巧：因為添加油脂量少，建議最後以冷開水清洗，保留水分不擦乾。

❸蒜頭洗淨去皮，晾乾。

❹調理機擺入核桃、南瓜子、蒜頭、蘿勒葉，加橄欖油。

❺啟動調理機，以低速攪打至食材碎裂成流質狀。

　附注：這道作法以兩人份計算，但是油脂量少不容易打成醬，建議一次準備兩份（共四人份），量多較容易攪拌，剩餘兩人份擺放冷凍儲存留待下次使用。

熱量（大卡）	蛋白質（公克）	脂肪（公克）	醣類（公克）	鈉（毫克）	鉀（毫克）
664	28	27.5	76	600	295

營養師的叮嚀：

　　文蛤是低熱量、低脂肪和高蛋白的海鮮，且富含鐵質及維生素B12，每100公克的鐵質高達8毫克，B12也有50微克，鐵質和B12都是人體造血必須的營養素，對於缺鐵性貧血的人或是因長期血液透析造成血紅素不足的洗腎患者，文蛤是很建議的優質蛋白質來源（若有血磷偏高的腎友建議應搭配降磷藥物一起食用）；文蛤含有的牛磺酸成分能舒緩交感神經的興奮狀態，有助於維持血壓的穩定。

　　透抽是蛋白質含量極高的海鮮，每100公克有16公克以上的蛋白質，且鋅和鉀的含量也不少，鋅是合成男性荷爾蒙的成分之一，男性若長期攝取不足可能會造成體力變差或加重其更年期的不適，因此適量補充富含鋅的食物，如南瓜子或帶殼的海鮮類，能幫助男性較輕鬆度過更年期的不適。

　　文蛤和透抽的鈉含量偏高，在烹調上建議儘量避免用「三杯」或快炒等高鹽的方式，而此道料理使用的起司粉含鈉量並不高，適量的有助於減少鹽的用量。

　　如果是體重偏瘦的高血壓患者，建議此道料理的堅果類可以增加1至2倍來增加好的油脂及熱量的攝取，南瓜籽不僅含有豐富的礦物質鉀、鎂、鋅，其每100公克更富含8.5毫克的鐵及8.3公克的膳食纖維，是營養價值頗高也能幫助降壓的堅果類；而核桃不僅對降血壓有幫助，其富含的Omega-3脂肪酸也有助於血液中的壞膽固醇（LDL-C）降低，不過核桃的熱量不低，2顆的熱量就相當於1份的油脂（即5公克的油），因此有體重過重的人建議一天攝取不超過5顆是比較適當的喔！

主食／葷食

豐富魚油保護心血管
鮪魚炒蛋三明治

　　喜歡在早餐時準備鮪魚三明治。但若是家中有高血壓患者，建議選擇新鮮魚肉，且採用蒸煮方式，不僅能保留魚肉的鮮甜滋味，對身體健康也有幫助。

　　但，不是鮪魚產季時該怎麼辦？只要是不帶魚刺的魚肉，都可以用來取代喔。

材料：3人份

新鮮鮪魚……………………	100g
雞蛋………………………	2顆
全麥吐司…………………	6片
小黃瓜……………………	1／4條
大番茄……………………	1／3顆
沙拉醬……………………	2匙
生菜葉……………………	3片
鹽…………………………	1／3匙
米酒………………………	1大匙
薑汁………………………	1／2匙
胡椒粉……………………	約1／2匙
油…………………………	1.5大匙

鹽分1.4公克／每一人份

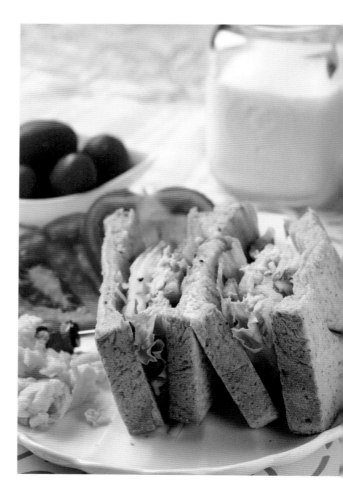

作法：

❶鮪魚肉洗淨抹上米酒、薑汁，擺入電鍋，外鍋加水1／3杯蒸熟。

❷取出鮪魚用叉子剝成小片狀。

　　小技巧：魚肉請別再做調味以免味道過重。

❸小黃瓜洗淨切絲。大番茄洗淨切薄片。生菜洗淨瀝乾。

　　小技巧：建議最後一次用過濾水或冷開水清洗。

❹雞蛋去殼打散加鹽，水2大匙，攪拌均勻。

❺炒鍋或平底鍋開中小火燒溫熱，油、蛋液入鍋，靜置約10秒。

　　小技巧：控制火侯不宜太大，鍋子不可高溫。

❻蛋液開始凝固快速繞圈攪拌至八分熟熄火。用鍋子餘熱再拌兩下即可盛出。

　　小技巧：煎煮過程攪散凝固蛋液，盡量不結成塊狀。

❼全麥吐司用烤箱烤酥，或是置入電鍋，外鍋加水量杯1格蒸熱。

❽一片吐司，擺放一片生菜、1匙沙拉醬、1／2鮪魚肉。

　　小技巧：喜愛胡椒可在魚上面灑一些。

❾再疊一片吐司，一片番茄，1／2炒蛋再撒少許胡椒粉，幾片小黃瓜，最上方一片吐司，兩側插入竹籤固定。

　　小技巧：若覺食材太飽滿，可將炒蛋另外盛盤食用。

❿剩餘食材一樣組合成一份三明治，分別切成兩分。

　　小技巧：沙拉醬及蔬果都可增加麵包濕潤度，不宜再加鈉含量較高的番茄醬。

熱量（大卡）	蛋白質（公克）	脂肪（公克）	醣類（公克）	鈉（毫克）	鉀（毫克）
194	11	13	4.3	394	149

營養師的叮嚀：

　　根據美國心臟學會建議，每週若能至少攝取200公克（約兩個手掌大小）的新鮮魚肉，可攝取到足夠對心血管有保護作用的ω-3不飽和脂肪酸（EPA及DHA），而在本書最後的〈附注三：與降壓有關的營養素〉裡也有提到，每天若補充3.7公克的魚油，可達到中度降血壓的效果。

　　鮪魚的ω-3不飽和脂肪酸含量最豐富，每100公克的鮪魚就含2877mg的DHA，其次是鯖魚含1781毫克，秋刀魚含DHA的含量為1398毫克，一般我們比較熟知的鮭魚，每100公克所含的DHA約為820毫克也不低。

　　至於此道料理中的其他食材，例如小黃瓜營養價值可參考〈黃瓜炒蝦仁〉、大番茄營養價值可參考〈番茄燒雞肉豆腐〉、雞蛋也具有降血壓的效果，營養價值可參考〈蔬菜起司蛋捲〉。

　　建議使用全麥或雜糧吐司，要特別注意吐司本身也含有鹽分，兩片白吐司的鹽分含量約1.5公克，另外，沙拉醬也含有鹽分，2匙沙拉醬的含鹽量約0.5公克，因此，鹽分含量並不低，搭配及攝取的量都要注意，若本身對蛋奶過敏的人也應避免使用沙拉醬。

*Dietary intake of fish vs. formulations leads to higher plasma concentrations of n-3 fatty acids. Lipids. 2003 Apr;38（4）:415-8.

主食／葷食

改善動脈狹窄，預防動脈粥狀硬化
雪蓮子燕麥粥

　　雪蓮子顆粒跟黃豆差不多大小，圓圓的豆子卻又長個小尖嘴，因此又稱為鷹嘴豆。

　　鷹嘴豆非常硬，烹調前必須泡水至少六小時，不過必須注意，炎熱夏天不論是哪種雜糧都不能擺在室溫下泡六小時水，容易孳生細菌，最好的方式就是擺放冷藏室浸泡一夜，若擔心浸泡過程水質出問題，最好在烹調前把水倒掉，換乾淨的水再作烹煮。

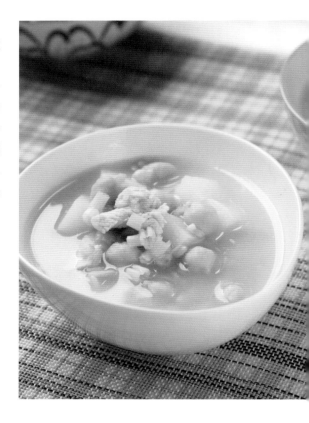

材料：3人份

雪蓮子⋯⋯⋯⋯⋯⋯⋯⋯⋯	1杯
燕麥⋯⋯⋯⋯⋯⋯⋯⋯⋯⋯	1.5杯
山藥⋯⋯⋯⋯⋯⋯⋯⋯⋯⋯	150g
雞骨架⋯⋯⋯⋯⋯⋯⋯⋯⋯	2個
雞胸肉⋯⋯⋯⋯⋯⋯⋯⋯⋯	150g
芹菜⋯⋯⋯⋯⋯⋯⋯⋯⋯⋯	1棵
鹽⋯⋯⋯⋯⋯⋯⋯⋯⋯⋯	1／2匙
白胡椒粉⋯⋯⋯⋯⋯⋯⋯⋯	少許
水⋯⋯⋯⋯⋯ 10-12杯（量米杯）	

鹽分0.9公克，膳食纖維10.5公克，
高纖&高鉀／每一人份
★有血糖偏高的人，此道粥品建議4人分食。

作法：

❶ 雪蓮子洗淨泡水6小時，中間至少換水一至兩次。

　小技巧：夏天氣溫高，建議放置冷藏室浸泡一夜。

❷ 燕麥洗淨泡水4小時。

❸ 雞胸肉洗淨切丁。山藥去皮洗淨切丁。芹菜去葉片洗淨切末。

❹ 雞骨架挖除血塊洗淨，輕敲壓扁或剁2-4大塊。

❺ 煮一小鍋水汆燙雞骨架約2分鐘，撈出洗淨。

　小技巧：凡是帶著血水的骨頭都需汆燙再熬煮。

❻ 雞骨架、雪蓮子、燕麥一同置入湯鍋，加水10-12杯。

❼ 擺放爐火上蓋鍋蓋，水煮開後小火燜煮25-30分鐘。

❽ 改中火，山藥、雞胸肉加入，湯再滾開續煮約5分鐘。

❾ 加鹽調味，芹菜末加入拌勻立即熄火，撒胡椒粉。

　小技巧：雞骨架熬了湯底特別甜，不需再添加其他調味。

熱量（大卡）	蛋白質（公克）	脂肪（公克）
440	26	5
醣類（公克）	鈉（毫克）	鉀（毫克）
73	350	1077

營養師的叮嚀：

　這道粥品所使用的食材——雪蓮子，是一般我們俗稱「鷹嘴豆」或「埃及豆」的顆粒較大的雪蓮子，而非較小顆的「天山雪蓮子」。

　雪蓮子是含有澱粉（醣分）和富含蛋白質的豆類，每100公克有將近19公克的蛋白質（約3顆的全蛋），在美國的飲食指南當中，也將鷹嘴豆定義為富含蛋白質的豆類，因為其高蛋白質、高纖維及升糖指數較低、不易造成血糖快速上升的特性，對於需要體重控制和血糖偏高的人，很適合當作主食，建議可以添加於飯或粥裡一起煮。

　鷹嘴豆不含麩質、膳食纖維含量高，每100公克含有12公克的膳食纖維，很適合對麩質敏感的人來食用。雪蓮子的礦物質也相當豐富，每100克含有1000毫克以上的鉀、110毫克鎂、95公克的鈣、5毫克的鐵和2毫克的鋅，菸鹼酸和維生素E的含量也不低，除了本身較硬，對牙齒不好的老人建議可磨成粉或用食物調理機攪拌成細顆粒，對各年齡層包括孕婦和小孩，雪蓮子都是營養價值很豐富的食物。

　另有關燕麥的營養價值可參考〈燕麥綠豆湯〉，山藥的營養可參考〈山藥鮮魚湯〉，芹菜也可參考〈香芹拌海帶絲〉。

主食／葷食

高抗氧化活性，預防心血管疾病
薑黃肉醬乾拌麵

　　這是為喜愛炸醬麵的朋友所設計的，炸醬裡含有太多高鈉醬料不適合血壓偏高的人食用，薑黃肉醬雖然沒用到任何一種炸醬所需的醬料，不過只要用足了辛香料，經過細火慢熬，一樣能烹調出香氣逼人的美味肉醬。

　　薑黃粉可在連鎖超市、有機商店、農會超市、小農市集找到販售點。

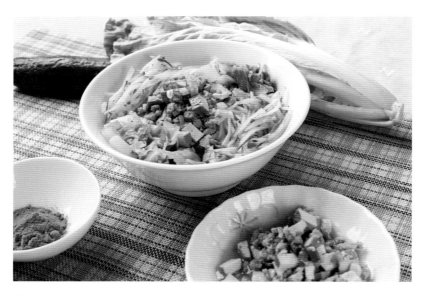

材料：2人份

蕎麥麵	2束	醬油	1匙
薑黃粉	2匙	鹽	1／2匙
豬瘦絞肉	150g	冰糖	1／4匙
小豆干	4片	蒜頭	3顆
小黃瓜	1條	黑胡椒粉	1／2匙
小白菜	1／2把（約200g）	油	1大匙
青蔥	1根	水	2杯

> 鹽分2.2公克，膳食纖維6.8公克，鈣605毫克／每一人份

作法：

❶豆干洗淨切小丁。蒜頭去皮切末。

❷小白菜洗淨切段。小黃瓜洗淨切絲。蔥去根洗淨切末。

❸炒鍋開小火，油、蒜末下鍋炒到淺褐色。

❹改中小火，加入豬絞肉翻炒變色。

　小技巧：肉炒過再熬煮，可去腥也能增添香氣。

❺豆乾丁加入炒香，醬油嗆鍋隨即加水4杯。

❻薑黃粉、鹽、冰糖、黑胡椒加入，蓋鍋蓋，小火煮約25分鐘，湯汁剩一半熄火盛出。

❼另外煮開800cc的水，麵條下鍋攪散開，水再滾改中小火煮到麵條浮上，再煮1分鐘撈出。

❽同一鍋水再煮開汆燙小白菜熟透，撈出瀝乾。

❾麵條擺入碗裡，淋上薑黃肉醬、灑些蔥花，再擺上小白菜、生黃瓜絲。

◎此道料理可以使用薄（減）鹽醬油來取代市售一般純釀造醬油，可減少鹽分含量。

熱量（大卡）	蛋白質（公克）	脂肪（公克）	醣類（公克）	鈉（毫克）	鉀（毫克）
480	33.5	22.5	36.5	890	820

營養師的叮嚀：

　　此道拌麵是一道高鈣的料理，小方豆干的鈣質含量很高，一塊就含有高達200毫克的鈣質，達到我們成年人一天鈣質建議需要量1000毫克的五分之一；小白菜每100克含有100毫克的鈣、230毫克的鉀、適量的維生素C和鎂，其所含的高鉀、高鈣及膳食纖維可幫助血壓的穩定。

　　豬絞肉富含鉀和鋅，鋅是胰臟製造胰島素的必須營養素之一，胰島素可幫助降血糖。適量食用豬瘦絞肉也可增加蛋白質的攝取。

　　薑黃屬於薑科薑黃屬植物，和我們平日煮菜會使用的生薑或嫩薑是不同的，薑黃一般都被當作為辛香料或保健食品的成分，在咖哩當中就含有薑黃。

　　薑黃最主要的成分為「薑黃素」（curcumin），是一種多酚類的化合物，具有很強的抗氧化性，以及抗發炎、抗病毒、抗真菌和抗腫瘤（抗癌）等藥理功效，近年來更有許多醫學研究文獻證實，薑黃素具有預防阿茲海默症、緩解關節炎、改善血糖、減少膽固醇形成，及預防心血管疾病等多項保健功效。

　　不過，因薑黃素具有低細胞毒性；世界衛生組織（WHO）建議，成人一天的薑黃素攝取量為每公斤體重0～3毫克，換算成每人每日的建議攝取量約在200毫克以內，但在安全性的考量下，目前並不建議孕婦與哺乳婦女食用薑黃（素）。

主食／葷食&高鉀

豐富油酸降血壓

鮮魚燕麥粥

早餐吃即食燕麥族群非常龐大，尤以中老年居多，據我所知，食用方式大多是沖泡牛奶，或選購調味麥片，幾乎都沒甚麼變化。

想有粥的感覺但沒時間熬粥，可用即食原味麥片來代替縮短烹調時間，而且選購原味麥片鈉含量較低，只要將煮好的魚湯加入就完成了。

所以別再只是單一沖泡牛奶，不管是煮鹹口味或是甜口味麥片粥，只要是原味麥片都可以隨意搭配食材、香料，煮出一碗不同風味且更營養的麥片粥。

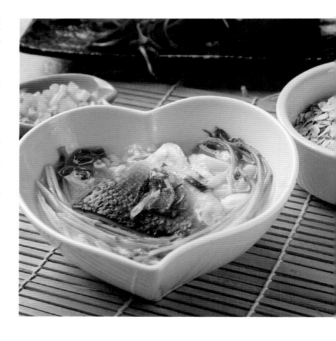

材料：2人份

原味即食燕麥片 80g（小包裝2包）
虱目魚肚………… 一片（約250g）
豌豆苗…………………… 約100g
雪白菇…………………… 1把
薑…………………………… 一塊
芹菜……………………… 1棵

胡椒粉……………………… 少許
鹽………………………… 1／2匙
油蔥酥……………………… 2匙

鹽分1.4公克，膳食纖維4公克／每一人份

作法：

❶ 虱目魚腹部黑膜撕除，洗淨，對切開再切塊。

小技巧：若連著脊椎骨，把兩側血管刷洗乾淨。

❷ 雪白菇去頭，洗淨剝開。

小技巧：可用其他菌菇替換。

❸ 豌豆苗洗淨。薑洗淨切絲或薄片。

❹ 芹菜去除根、葉，洗淨切末。

❺ 煮開約800cc水加入魚肉、薑片，中小火煮約5分鐘。

❻ 雪白菇入鍋滾一分鐘，加麥片、鹽、蔥酥，水滾即刻熄火。

❼ 擺放約3分鐘，麥片吸收湯汁完全泡開。

❽ 加芹菜末、胡椒拌勻即可食用。

★ 有膽固醇過高或體重過重的人，建議可將虱目魚肚以虱目魚肉片來取代，可減少攝取一半的油脂及膽固醇量，也可避免熱量攝取過多。

熱量（大卡）	蛋白質（公克）	脂肪（公克）
580	28	40
醣類（公克）	鈉（毫克）	鉀（毫克）
28	556	835

營養師的叮嚀：

看到虱目魚肚就令人想到台南有名的虱目魚粥，虱目魚肚肉質較軟嫩且帶著豐富的油脂及單元不飽和脂肪酸「油酸」，虱目魚肚的膽固醇含量也不少，每100克所含的膽固醇含量超過100毫克，有高膽固醇的人建議避免過量。此外，*美國也有動物實驗研究發現，給予高血壓老鼠餵食富含「油酸」的橄欖油，其血壓有顯著下降。虱目魚肚也富含維生素A，含量是魚肉的兩倍，也富含菸鹼酸和鉀離子，可幫助血壓的穩定。

油蔥酥是讓料理更美味的魔法師，因為是使用紅蔥頭油炸製成，所以含油量不低，還好油蔥酥鹽分並不高，較適合血壓偏高的人做菜時使用。

沖泡即食的大燕麥片方便性較顆粒的燕麥高，不過以營養價值而言，還是建議食用顆粒的燕麥或是沒有加糖的原味大燕麥片較好。有關燕麥的營養價值可參考〈燕麥綠豆湯〉。

豌豆苗的維生素C及礦物質鉀和鈣含量豐富，每100毫克豌豆苗含有70毫克的維生素C及40毫克的鈣質，且煮熟後口感軟嫩，適合咀嚼功能較差的老人家食用。

* Oleic acid content is responsible for the reduction in blood pressure induced by olive oil. Proceedings of the National Academy of Sciences of the United States of America. September 2008. doi:10.1073/pnas.0807500105

主食／葷食＆高纖＆高蛋白

高鈣高蛋白質
黃豆糙米排骨粥

豆漿、豆花、豆腐、豆皮……這些都是黃豆磨汁加工製作，其實黃豆也適合紅燒、燉煮，這道就是用黃豆燉煮糙米，當主餐更加倍營養。糙米熬粥黏性較低，熬煮完成再燜一下會更好喝。

希望湯鮮味美不油膩但也不能完全沒香氣，那就加幾塊排骨吧！湯頭會更鮮甜，熬好就能直接當主食，再炒或燙兩碟蔬菜搭配，這一餐營養就很足夠。

浸泡黃豆很費時一次用量又不多，因此我習慣一次浸泡多一些，取適當份量烹煮，其餘的分裝冷凍方便下次取用。

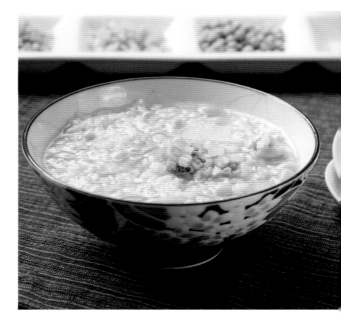

材料：2人份

黃豆	1／2杯
糙米	1杯
豬排骨	200g
鹽	2／3匙
芹菜	1棵
胡椒粉	少許
水	7-8杯

鹽分1.7公克，膳食纖維7.8公克／每一人份

熱量（大卡）	蛋白質（公克）	脂肪（公克）
350	18	8.6
醣類（公克）	鈉（毫克）	鉀（毫克）
50	700	176

作法：

❶黃豆洗淨加水浸泡6小時，中間換水一次。

　小技巧：浸泡黃豆視氣溫增減時間，夏日可冷藏浸泡，需增加一倍時間。

❷糙米洗淨瀝乾水分。芹菜去根葉，洗淨切末。

❸排骨切小塊洗淨，煮開2碗水汆燙排骨2分鐘，撈出洗淨。

❹黃豆、排骨、糙米加水8杯擺入電鍋，外鍋加水2杯。

❺熬煮完成確認黃豆夠熟軟。

　小技巧：若黃豆熟軟度不足外鍋再加水1／2杯燉煮。

❻加鹽、胡椒調味，開啟保溫續燜20分鐘。

　小技巧：煮好再燜過會更濃稠好喝。

❼食用前加入芹菜末。

　小技巧：若用爐火煮，水量10-12米杯，需攪拌至水滾開，小火續煮約40分鐘。

營養師的叮嚀：

　　黃豆不僅蛋白質含量很高，可稱之為「素食的肉」，且含有豐富的維生素B群、膳食纖維及礦物質鉀、鈣、鐵、鎂、鋅等，也含有卵磷脂和大豆異黃酮成分，對神經傳導和預防老化也有幫助。

　　建議有尿酸高病史的民眾，一天黃豆攝取量儘量控制在20~30公克之間，豆干或其他黃豆製品因含黃豆成分的比例較低，一餐2~3片豆干或一塊板豆腐是可以的，但若是已經處在痛風急性發作期則還是建議避免食用，至於素食的痛風患者則可以毛豆或黑豆來補充不足的蛋白質來源。

　　此道粥品因為有使用排骨來熬煮湯頭增添風味，因此也不建議痛風患者食用。

　　有的長輩都以為熬排骨湯可以幫助發育中的小孩補充鈣質，其實除非是連骨頭一起吃進去，不然光是湯頭是毫無鈣質可言的，反而是此道粥品的黃豆，每100公克含有190毫克的鈣，因此一人份約可攝取到將近80毫克的鈣質，也是不無小補。另有關糙米的營養價值可參考〈筊白筍鮮魚糙米飯〉。

控制血糖，維持血壓穩定

高麗菜糙米炊飯

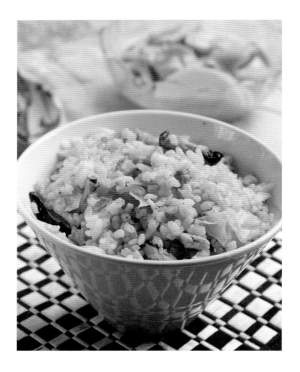

炒飯、拌飯都是我的懶人餐，有時真的很累不想下廚，但外食又很難讓人吃得安心，既然冰箱常備有食材，那就簡單來做個炒飯或拌飯吧。

高麗菜飯及竹筍這兩個口味我最常煮，竹筍需要跟米同煮才能煮得熟軟，高麗菜就不像竹筍那麼耐煮，若與白米燜煮除了葉片變黃之外，氣味也會變差。

所以烹調前必須分清楚食材特性，竹筍、芋頭較耐煮，適合炊飯，葉菜類如高麗菜、青江菜則適合做拌飯。

材料：3人份

糙米	1.5杯	蝦皮	5g
白米	1／2杯	鹽	1／2匙
高麗菜	150g	油	2匙
乾香菇	3朵	胡椒粉	1／4匙
豬瘦肉	80g	水	2.3-2.5杯
蒜頭	3顆		

鹽分1.1公克，膳食纖維4.2公克／每一人份

作法：

❶ 糙米洗淨加水1.8杯浸泡30分鐘。白米洗淨不浸泡，烹煮前再加水1／2杯。

　小技巧：若給老人家或幼兒食用，建議水多加1-2格。

❷ 糙米、白米、水一起入電子鍋煮熟。或擺進電鍋，外鍋加水一杯。

　小技巧：不管用哪種鍋，煮好米飯確實燜10分鐘以上。

❸ 香菇洗淨泡水30分鐘，取出切除蒂頭，切絲。

　小技巧：香菇水留下，加入炒料中烹煮。

❹ 高麗菜洗淨切絲。瘦肉洗淨切絲。蒜頭去皮切末。蝦皮洗淨瀝乾。

❺ 炒鍋開小火，油、蒜末、蝦皮、香菇入鍋煸香。

❻ 改中火，瘦肉下鍋炒半熟，加香菇水1／3杯煮熟。

❼ 水分剩些許再加入高麗菜拌炒，鹽、胡椒粉調味，水炒乾。

❽ 炒好蔬菜加入糙米飯，確實攪拌均勻即可食用。

　小技巧：當餐若沒食用完畢，需取出放涼冷藏。

熱量（大卡）	蛋白質（公克）	脂肪（公克）	醣類（公克）	鈉（毫克）	鉀（毫克）
430	14	8	75	420	345

營養師的叮嚀：

　　每10公克的蝦皮約含有1公克的鹽分，含鈉量雖然比較高，但其所含的礦物質鉀、鈣、鎂、鐵及鋅極為豐富，每100公克的蝦皮含有將近1400毫克的鈣、280毫克的鎂、6.3毫克的鐵及1.7毫克的鋅，其礦物質的含量比蝦米來的高，但熱量及膽固醇卻比蝦米低，因此對於味覺、嗅覺及消化功能退化，造成營養吸收減少的老人家，或是正在成長發育的孩童，適量添加蝦皮於菜餚當中，有助於補充平日飲食攝取不足的多種人體必需的礦物質營養素，且蝦皮中所含的鉀、鈣和鎂也有助於維持血壓的穩定。不過，建議一餐攝取的蝦皮重量儘量不要超過10公克（約1平湯匙），才不至於攝取過多的鹽分。

　　大蒜富含鉀、維生素C和B6，也含有能幫助預防多種癌症的保健成分「蒜素」，有關大蒜的營養成分可參考：〈黃瓜炒蝦仁〉。

　　高麗菜則含有豐富的維生素C和鉀，搭配含有許多降血壓營養成分的乾香菇，有關乾香菇的營養成分，可參考：〈涼拌銀芽〉。

　　此道料理因添加膳食纖維及B群含量較高的糙米與白米混和，對於血糖較高的糖尿病患者，也是不錯的一道高纖的主食，若是以同樣的食材煮成糙米粥，對於咀嚼功能退化的老人家也是一道營養豐富又美味的粥品。

主食／蛋素＆高鉀高鈣

高鉀降壓，對抗自由基
紅藜麥飯捲

　　紅藜麥營養價值極高，有「穀物界紅寶石」稱號，目前除了台灣產銷，也有部分進口，在有機商店及大賣場、網路上都能找到販售點。

　　紅藜麥的料理方式也很多樣，單獨煮、拌沙拉，或用來炒菜，若擔心一開始吃不慣，也可以抓較低的比例，我的經驗，以白米與紅藜5:1的比例炊煮當主食，水量依照平常習慣，不需特別調整，煮好紅藜可能會沉澱在底部，用飯匙輕輕拌勻，就能完成口感特別的美味紅藜麥飯。

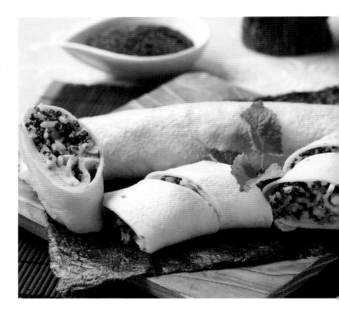

材料：2人份

外皮：

雞蛋……………………………	2顆
麵粉……………………………	4匙
水………………………………	2大匙

內餡：

藜麥……………………………	1／2杯
白米……………………………	1／2杯
小黃瓜…………………………	1／2條
烤堅果…………………………	1大匙
海苔粉…………………………	2匙
低脂起司………………………	2片

鹽分0.8公克，鈣205毫克，膳食纖維4.4公克／每一人份

作法：

❶藜麥洗淨瀝乾水分。白米洗淨瀝乾。

　小技巧：藜麥顆粒小，用細網濾勺輔助清洗。

❷藜麥、白米加水1杯，置入電子鍋煮熟，燜10分鐘攪拌均勻，降溫備用。

　小技巧：水量1杯或1.2杯。

❸烤堅果置入塑膠袋，取木棍壓成碎粒。

❹小黃瓜洗淨瀝乾，刨絲。

　小技巧：刨絲容易咀嚼但也容易出水，不馬上食用可以改切薄片。

❺麵粉2匙加水1大匙拌勻，雞蛋一顆去殼加入打散拌勻。

❻平底鍋開小火，抹上一層油，蛋液從中心倒入。

　小技巧：不可單用爐心火，鍋子使用26cm以下，煎好蛋皮才不會太薄。

❼即刻傾斜平底鍋約45度，順時鐘轉圈蛋液攤平烘熟。

　小技巧：鍋子不宜高溫，否則蛋液入鍋立即熟成無法做成蛋皮。

❽蛋皮不須翻面，蛋液凝固熟透，鍋鏟輕推邊緣取出，降溫。

❾取半碗藜麥飯攤平於蛋皮，周邊留下0.5cm。

❿起司片用刀背劃成兩片，撕開塑膠套橫向連接擺放中央。

⓫取一半小黃瓜絲擺放中央橫向攤平，撒上海苔粉。

⓬捲裹成長條捲，最邊緣用米飯黏住略壓。分切4-5份盛盤。

⓭另一顆蛋一樣煎蛋皮，後續同樣步驟完成。

熱量（大卡）	蛋白質（公克）	脂肪（公克）	醣類（公克）	鈉（毫克）	鉀（毫克）
395	19	12	52	320	1260

營養師的叮嚀：

　　藜麥是近年來國外很夯的一種食材，紅到連聯合國糧農組織（FAO）也在2013年列為「國際藜麥年」，來推廣藜麥這項高營養價值的作物，如今台灣也有越來越多民眾知道這項產品！

　　台灣藜和一般五穀雜糧最大的差別在於其所含的蛋白質很高，換算成煮熟的一碗全藜麥的飯所含的蛋白質含量高達8.4公克，差不多是1.2兩肉的蛋白質含量，因此對於吃全素較缺乏蛋白質的人是很適合的主食。而且藜麥不含麩質的特性，對於麩質有過敏的人，可以用它來取代大麥和小麥。

　　台灣藜所含的鐵質雖然較國外藜麥少，但每100公克的鐵質含量也有5.6毫克，鈣和鎂都高達250毫克，吃一碗藜麥飯能攝取到的鈣質和喝一杯150CC的鮮奶攝取到的鈣質量是相同的。至於台灣藜所含的能幫助降壓的鉀離子和膳食纖維含量也很高，每100公克含有3500毫克的鉀以及14公克的膳食纖維，膳食纖維的含量幾乎和燕麥相當，而且蛋白質和礦物質營養素的含量也較燕麥高出許多，而藜麥含有抗氧化「類黃酮」物質，槲皮素（Quercetin）及山奈酚（Kaempferol）成分，有助於人體對抗自由基的產生，所以國外這幾年相當推崇藜麥的高營養價值以及其對人體健康的幫助。

主食／葷食／高纖

調節血壓，幫助血管擴張

茭白筍鮮魚糙米飯

　　纖維比竹筍還細緻，外型白皙，口感清甜爽脆的茭白筍，是我的最愛。無論清炒、涼拌甚至煮湯都好吃，而且不搶食材鋒頭，就是清淡爽口，在沒有竹筍的季節我最常拿茭白筍替代，用它來煮酸辣湯也很美味。

　　這道糙米飯如果添加竹筍也有不同的風味，但若是想快速料理茭白筍當然就是最佳選擇，糙米加上蔬菜、魚肉以及蕈菇就是一道健康餐點，工作忙碌之餘還要下廚肯定疲憊，這一道快速料理即能果腹也不失均衡營養。

　　但要特別提醒大家，若添加其他食材的米飯，當下沒吃完畢，需取出放涼冷藏，不可繼續放電鍋保溫，因為持續加熱除了走味，也可能產生油耗味。

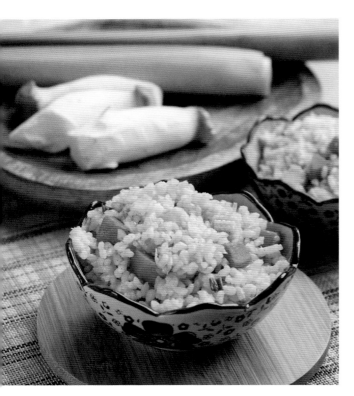

材料：4人份

茭白筍	2支（約150g）
糙米	1.5杯（200g）
鯛魚肉	一片（約150g）
玉米筍	3支（約50g）
胡蘿蔔	1／4條（約50g）
杏鮑菇	1根（約80g）
蔥白	2支（約10g）
蝦皮	1匙（約5g）
薑	兩片
黑胡椒粉	1／2匙
熟黑芝麻	1.5大匙
鹽	1／2匙
油	1大匙
水	（量米杯約2-3杯）

鹽分0.8公克，膳食纖維4公克／每一人份

作法：

❶糙米洗淨，1杯糙米：1.2杯水，浸泡30分鐘。

小技巧：這裡使用1.5杯糙米，加水1.8杯。

❷筊白筍去殼，切丁。杏鮑菇對切開，切丁。玉米筍洗淨切丁。

❸鯛魚洗淨切大丁。胡蘿蔔去皮，切小丁。

❹蔥白切末。薑切末。蝦皮洗淨瀝乾。

❺糙米擺進電子鍋煮熟，煮好燜10分鐘。

小技巧：使用電鍋則外鍋加水一杯，煮好燜10分鐘。

❻炒鍋開小火，油、蔥白、蝦皮下鍋炒香。

❼胡蘿蔔加入拌炒，加水1／3杯，水煮開即加入筊白筍、杏鮑菇。

❽上述食材滾煮1分鐘，加黑胡椒粉、鹽調味。

❾擺入鯛魚片蓋鍋蓋燜約2分鐘，掀蓋輕輕拌勻，魚肉熟透，鍋底水乾，熄火。

❿趁熱將炒好食材加入糙米飯。

小技巧：鯛魚肉軟嫩，攪拌時動作要輕，免得魚肉糊爛。

⓫食用時再撒上少許黑芝麻，既增添香氣，也多了鈣質攝取。

熱量（大卡）	蛋白質（公克）	脂肪（公克）	醣類（公克）	鈉（毫克）	鉀（毫克）
267	13	5	43	303	378

營養師的叮嚀：

　　鯛魚屬於低脂肪高蛋白及高鉀的海鮮，每100公克的鉀含量高達340毫克，很適合牙口不好的老人家補充蛋白質的食材。

　　筊白筍屬於高鉀及高膳食纖維、水分在烹煮後較不易流失的蔬菜，因為其熱量低，且較容易有飽足感，對想減重的人而言，是很適合的食材；不過筊白筍含有草酸，應避免與豆腐同時食用，以免影響豆腐裡鈣質的吸收。

　　糙米所含的鎂及膳食纖維的含量也都滿高的，鎂對於血壓的調節有輔助效果；而且糙米和杏鮑菇都屬於菸鹼酸含量高的食材，菸鹼酸能幫助血管擴張並輔助降血壓，至於杏鮑菇的其他營養成分請見〈蘆筍沙拉〉。

　　此道菜的鎂含量約210毫克，因使用了許多高纖的蔬菜，膳食纖維高達16公克，換算成一人份約可攝取到4公克的膳食纖維。

　　玉米筍又稱為「珍珠筍」，是玉米在吐絲授粉前的幼嫩果穗，玉米筍不但可生食也可熟食，且口感甜脆、富含膳食纖維及鉀；中醫也認為，玉米筍具有健腦、通便等作用，適合容易便祕及水腫體質的人食用，不過對於咀嚼功能較差的老人，筊白筍和玉米筍兩種食材可能吃起來會比較吃力，可適量以白蘿蔔切丁來取代。

　　蝦皮在這道料理中的用途是增添風味，不過蝦皮的鹽分含量較高，與其他含有鹽分的調味料併用時，應避免額外添加過多喔！

主食／葷食＆高鐵

減鹽降壓新作法
蚵仔煎

愛吃蚵仔煎的人很多是為了醬料，但若真的精算醬料裡的含鈉、含糖量後，我想很多人會嚇到不敢吃了吧。

難道就要因為這樣不吃嗎？當然不必這樣。自己煮吧，雖然我一開始是因為市售蚵仔煎太貴了，再來也是因為衛生問題以及醬料。

選擇自己製作少鹽、少糖的番茄醬。記住醬汁也別一次煮太多，免得一時貪吃又淋太多醬汁，還是要盡量避開高納及高熱量的吃法喔。

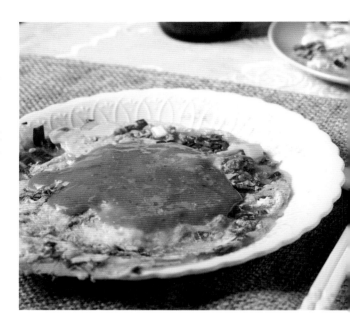

材料：2人份

鮮蚵	150g
雞蛋	2顆
小白菜	3棵
綠韭菜	3根
油	2大匙

粉漿：

木薯粉	80g
水	100cc

調味醬：

細味噌	2匙
醬油膏	1匙
番茄醬	1匙
糖	1匙
木薯粉	1匙
水	80cc

鹽分1.5公克，鐵質6.2毫克／每一人份，含調味醬
＊調味醬：1人份鹽分：1.0公克。

番茄醬作法可見：《30分鐘動手做健康醬》第100頁〈番茄醬〉
調味醬作法：
❶除了木薯粉，所有食材加入果汁機攪拌。
❷調味醬倒入小湯鍋，開小火煮開。
❸木薯粉加水一匙拌勻，淋入醬料鍋勾芡。
　小技巧：勾芡不要太濃稠，可用蓮藕粉代替木薯粉。
蚵仔煎作法：
❶蚵取出加1／2匙鹽，輕拌出髒污，用水清洗多次，瀝乾。
❷小白菜去根洗淨切丁。韭菜白色部位切除0.3cm，洗淨切末。
　小技巧：也可用青蔥或白韭菜代替綠韭菜。
❸木薯粉加水拌成粉漿，加入綠韭菜。
❹平底鍋中小火燒溫熱加入1大匙油，蚵仔下鍋立即加入一半粉漿。
　小技巧：粉漿使用前須攪拌均勻。
❺粉漿煎定型，中心加入一顆蛋並壓破蛋黃，加一半小白菜。
❻擺好蔬菜立即將粉漿翻面，煎到蛋及蔬菜熟透，盛出。
　小技巧：粉漿若散開可分兩部分翻面。
❼取一半調味醬淋上即可食用。
❽剩下一半食材同樣作法再煎一份。

熱量（大卡）	蛋白質（公克）	脂肪（公克）	醣類（公克）	鈉（毫克）	鉀（毫克）
400	15	17	46.5	611	462

營養師的叮嚀：
　　鮮蚵就是一般所稱的牡蠣或蚵仔，脂肪含量極低，除了適量的蛋白質外，鮮蚵的礦物質鈣、鐵、鎂和鋅含量都很豐富，每100克（約12顆去殼鮮蚵）含有50毫克的鎂、84毫克的鈣、10毫克的鋅和5毫克的鐵，更含有極為豐富可幫助消除疲勞和舒緩神經緊繃的牛磺酸和維生素B12，除了含鈉量稍微高以外，可說是能幫助人體補充蛋白質及必需礦物質營養素的優質海鮮，對於有缺鐵性貧血的人，或是容易貧血的洗腎患者，除了應小心食用過多有可能會攝取過多的磷之外，鮮蚵其實是很適合洗腎患者多補充的蛋白質來源食物。
　　味噌是一種黃豆的發酵物，含有豐富的鐵、鉀、磷、硫等礦物質營養素，而且其所含的鐵為血基質鐵，在人體內的吸收率較高；另外味噌也含有能幫助預防女性更年期不適的大豆異黃酮成分，多喝味噌湯不僅能幫助婦女減少乳癌發生的機率，更可以降低胃癌的發生率。因此適量以味噌來取代鹽或其他含鈉的調味料，對健康反而是比較好的，不過有高血壓的人還是要選擇含鈉量較低的味噌，可參考〈附注一、高鹽分的食品及調味料整理〉。
　　另有關小白菜的營養價值可參考〈薑黃肉醬乾拌麵〉，韭菜對人體健康的幫助可參考〈韭菜花烘蛋〉。

主菜／葷食

穩定血壓，預防貧血

烤香魚

　　肉質細緻的香魚是許多饕客的最愛，烘烤過程中魚尾跟魚鰭容易燒焦，很多人會抹上厚厚一層鹽巴來防止燒焦，但這個方法可不適合高血壓患者，建議以小片鋁箔紙包覆，如此就可以隔絕烤箱高溫。

　　香魚的魚刺並不難取，烤好的香魚，先將尾巴折斷取下，魚腹部朝下立起來，筷子輕壓整個背鰭讓魚刺跟魚肉分開，再從頭部拉起整條魚刺就完成了。

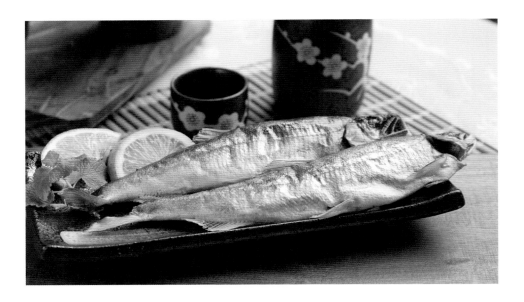

材料：4人份

香魚	4條
鹽	1／2匙
檸檬	1／2顆
黑胡椒粉	1／2匙

鹽分0.8公克／每一人份

作法：

❶香魚靠近魚鰓部位腹部切開約2cm，鰓及內臟去除，洗淨擦乾。

　小技巧：視個人喜好，也可以只取下魚鰓不清除內臟。

❷每條魚均勻抹上一層薄鹽，浸漬10分鐘。

❸浸漬香魚時，烤箱設定230度，上下火全開，同時預熱10分鐘。

❹香魚魚鰭、魚尾包覆鋁箔紙。

　小技巧：魚尾包覆鋁箔可避免烘烤過程燒焦。

❺香魚擺放格網烤架，置入烤箱中層，啟動烘烤約22分鐘。

　小技巧：各家烤箱溫度不一，請注意烘烤時間。

❻取細竹籤從腹部處刺入脊椎旁，可輕易插入即表示熟透。

❼香魚擺盤擺上檸檬及胡椒粉。

　小技巧：胡椒、檸檬都可增加風味，轉移鹹味不足。

熱量（大卡）	蛋白質（公克）	脂肪（公克）	醣類（公克）	鈉（毫克）	鉀（毫克）
211	28	11	0	78	328

營養師的叮嚀：

　　烤魚是一種比較健康低油的烹調方式，而且廚師老師也教大家用低鹽的方式來料理，若食材本身夠新鮮，就更能品嚐到香魚的美味。

　　香魚本身除了富含油酸及亞麻油酸以外，其ω-3脂肪酸成分DHA及EPA的含量也不低，每100克的香魚含有540毫克的DHA及280毫克的EPA，EPA和DHA除了可幫助身體降低發炎反應以外，也可以增加懷孕及哺乳期間的婦女，補充體內減少的ω-3不飽和脂肪酸和EPA。

　　香魚本身的鉀離子含量豐富，可幫助血壓穩定，也富含維生素E及B12，可抗氧化及預防貧血。不過要小心的是，香魚本身的膽固醇含量較高，即使去除內臟後，仍含有96毫克的膽固醇，因為香魚都在秋天產卵，產了卵之後就死亡，而夏天剛好正值香魚魚卵飽滿，是饕客最適合品嚐香魚卵的季節，但對於高膽固醇過高的人，還是建議淺嚐即可。

副菜／全素

高纖低熱量

蘆筍沙拉

　　蘆筍有白蘆筍及綠蘆筍兩種，台灣產的白蘆筍大多是用來煮湯，夏日喝非常清爽，不過近幾年幾乎很少見到白蘆筍。綠蘆筍則適合炒或涼拌，只要季節對了，傳統市場隨處都可見到。

　　台灣綠蘆筍產季在三至六月，產量多、口感也最好，但由於個頭較粗，外皮較老，因此烹調前，須把根部白色部位外皮削掉。非產期則有進口蘆筍，此種較為纖細不須削皮，只要把根部切除約0.5cm即可。

材料：2人份

綠蘆筍	一把（約200g）
杏鮑菇	2大根
甜椒	1／2顆
新鮮薄荷葉	3片

沙拉醬：

自製花生醬	1大匙
熟白芝麻	1大匙
無糖蘋果醋	1大匙
鹽	1／4匙
味醂	1匙

鹽分0.6公克／每一人份

作法：

❶綠蘆筍摘除根部較粗部位，洗淨切約8 cm長段。

小技巧：根部纖維粗糙，可輕易折斷就是細緻部位。

❷杏鮑菇沖洗過，切片再切粗絲。

❸甜椒洗淨外皮，去籽，切絲。

❹薄荷葉洗淨切絲。

❺煮開2碗水汆燙蘆筍約3分鐘，撈出。

小技巧：浸泡加冰塊的冰開水，可保持翠綠。

❻杏鮑菇下鍋汆燙約2分鐘，撈出瀝乾。

❼甜椒可生食不須汆燙，若是天冷或不愛生食，可汆燙一分鐘。

❽上述食材擺盤，淋上花生芝麻醬汁，擺上薄荷葉即可食用。

小技巧：不敢吃香草或是不容易取得，可不添加薄荷。

沙拉醬作法：

❶花生醬加果醋攪拌均勻，鹽、味醂加入攪拌。

❷白芝麻用缽研磨碎裂，或是擺進塑膠袋用木棍碾壓。

❸芝麻壓碎會更香，再加入醬汁拌勻。

（延伸閱讀：「花生醬的作法」，請見《30分鐘，動手做健康醬》第92頁）

熱量（大卡）	蛋白質（公克）	脂肪（公克）
125	5.4	5.5
醣類（公克）	鈉（毫克）	鉀（毫克）
13.5	250	500

 營養師的叮嚀：

　　杏鮑菇是屬於高蛋白及高膳食纖維的蔬菜，每100公克的杏鮑菇含有4公克的膳食纖維，其所含的多醣體及天然抗菌素，可以幫助抑制病毒和細菌的作用，是天然的防癌保健食物，其獨特的爽脆口感及杏仁清新的香味，也有助於健脾開胃；具高纖低熱量的特性，是三高患者及肥胖者很適合的食材。

　　紅皮甜椒的維生素A及β-胡蘿蔔素含量是綠皮甜椒的4倍，而膳食纖維含量則只有青椒的一半，類胡蘿蔔素是提供生成人體必需的營養素——維生素A的原料，綠皮青椒的膳食纖維較多，也有助於降血脂及穩定血糖及血壓。

　　蘆筍屬於高鉀及普林和草酸含量較高的蔬菜，在動物性實驗當中也證實，蘆筍有幫助降血脂的功效，對心血管具有保護的效果，對於尿酸較高及草酸結石的人，建議避免大量食用。

穩定情緒，改善血壓
菇菇炒水蓮

　　或許你還不知道水蓮是甚麼，捲瓣苤菜、龍骨瓣苤菜、銀蓮花、野蓮、刺種苤菜、水皮蓮等等都是水蓮的名稱，全台只有高雄美濃種植水蓮。

　　水蓮長的細長，直徑約0.3cm最長可生長至150cm以上，採收時會在水中去根、拔除葉片，也洗去泥土，上岸後再用清水洗過，幾棵水蓮綁成一串纏繞一圈又一圈，上架販售時，若不注意看，可真會誤以為是綠鐵絲。

　　口感爽脆的水蓮非常容易料理，適合快速水炒或汆燙，一年四季都是水蓮產季，唯獨冬天生長緩慢產量也較少。

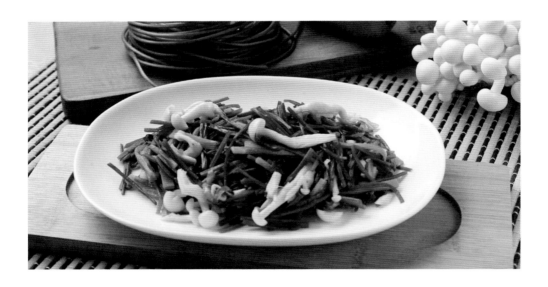

材料：3人份

水蓮	1把（約200g）	鹽	1／2匙
黑木耳	1片	胡椒粉	少許
雪白菇	1把	油	1大匙
胡蘿蔔	1小段		
蒜頭	2顆		

鹽分1.0公克，膳食纖維 3.6公克／每一人份

作法：

❶水蓮切除根部，洗淨切約5cm長段。

❷黑木耳洗淨切絲。雪白菇去頭，洗淨剝開。

❸胡蘿蔔去皮切絲。蒜頭去皮切末。

❹油入鍋，小火炒香蒜末，改中火，胡蘿蔔絲下鍋拌炒。

❺加水1／2杯滾煮胡蘿蔔約2分鐘。

❻黑木耳，雪白菇下鍋，略炒幾下。

❼改中大火，加入水蓮快速拌炒約1分鐘。

　　小技巧：水蓮需水炒才不流失水分，注意鍋裡確實有水才下鍋。

❽鹽、胡椒粉加入拌勻即可起鍋。

　　小技巧：水蓮要保持脆口，不要拌炒太久。

　　附註：這一道只要不加蒜頭即可供素食者食用。

熱量（大卡）	蛋白質（公克）	脂肪（公克）	醣類（公克）	鈉（毫克）	鉀（毫克）
68	1.8	3.3	7.6	415	345

營養師的叮嚀：

　　水蓮的鉀和鈉含量都比較高，每100公克含有將近230毫克的鉀及110毫克的鈉，膳食纖維含量也將近2公克，而且其鈣和鎂的含量比接近2：1，鎂不但可幫助鈣質的吸收，對於穩定情緒及血壓的改善也都有幫助。水蓮吃起來口感清爽，涼拌或快炒都很適合。

　　美白菇又名雪白菇，其實就是鴻喜菇的白色品種，其鉀離子和菸鹼酸的含量豐富，每100公克有將近400毫克的鉀和5.3毫克的菸鹼酸，菸鹼酸可幫助血管擴張、協助降壓，而且美白菇質地細緻、口感極佳，搭配富含水溶性膳食纖維的黑木耳，更可幫助血液中壞膽固醇（LDL-C）的下降。不過有痛風病史或是尿酸偏高的患者，建議避免大量攝取雪白菇或是食用菇類熬煮的湯頭。

　　有關黑木耳的營養價值可參考〈蔬菜起司蛋捲〉和〈鳳梨炒雙耳〉。

副菜／葷食

高菸鹼酸降三酸甘油酯
泰式涼拌雞絲

　　氣候炎熱的時候，常讓人沒食慾，泰式飲食偏重酸辣會比較開胃，搭配當地特有辛香料魚露、香茅，及多種香草植物，只要適量巧妙搭配，就是一道芳香美味料理。

　　泰式涼拌著重海鮮類食材，但偶爾也可以換個口味，這裡我們就用白肉試試，將海鮮換成白肉，不增加脂肪量的攝取，也可以達到降膽固醇的目的，對想控制血壓的人來說，是一道不錯的料理。

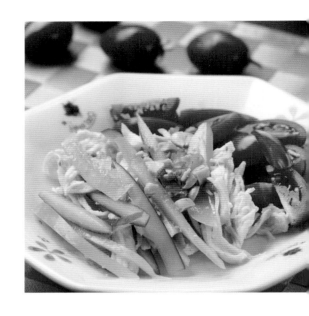

材料：2人份

去皮雞胸肉	300g
小黃瓜	1條（約80g）
小番茄	6顆（約50g）
黃甜椒	1／4個（約30g）
原味炒花生	1大匙
米酒	1大匙
鹽	1／4匙
香菜	2棵

調味醬：

魚露	1匙
蒜泥	1／4匙
檸檬汁	1大匙
砂糖	1匙
味醂	1大匙
紅辣椒末	少許

鹽分1.2公克，菸鹼酸12.7毫克／每一人份
國人成年人菸鹼酸建議攝取量，女性14毫克，男性16毫克。

作法：

❶小黃瓜洗淨斜切薄片再直切絲。

　小技巧：挑選細長小黃瓜不易出水也較脆口。

❷炒花生去除皮膜，木棍碾壓碎裂。

　小技巧：花生最好冷藏保存，可避免黃麴毒素。

❸黃甜椒洗淨去籽，切絲。小番茄洗淨直切四等份。

❹雞胸肉洗淨瀝乾，橫切成兩片，擺入餐盤均勻抹上鹽、米酒。

❺電鍋外鍋加水1／5杯，擺入雞胸肉，開關跳起5分鐘後即取出。

　小技巧：雞胸肉容易熟，千萬別蒸太久反而變柴。

❻取鐵製叉子，順著雞肉紋路趁熱刮成絲狀，放涼。

　小技巧：蒸出雞湯汁留下，雞肉會再吸收口感較濕潤。

❼調味醬攪拌均勻，拌入雞絲、黃甜椒、小番茄，再撒上碎花生粒。

　小技巧：可加些香菜增加風味。

　★魚露的含鈉量不低，1匙（5公克）的鈉含量將近400毫克，等於1公克的鹽。

熱量（大卡）	蛋白質（公克）	脂肪（公克）	醣類（公克）	鈉（毫克）	鉀（毫克）
195	34	3.5	6.5	464	800

營養師的叮嚀：

　　雞胸肉的菸鹼酸含量豐富，每100公克的雞胸肉有超過8毫克的菸鹼酸，菸鹼酸能使血管擴張，幫助降壓。有研究證實，每天適量補充足夠的菸鹼酸有助於降低血液中的壞膽固醇（LDL-C）及三酸甘油酯，同時提高好的膽固醇（HDL-C）。建議成年人一天攝取菸鹼酸的量，以不超過台灣建議量的上限（35毫克／天）即可。使用去皮雞胸肉料理會比使用帶皮雞胸肉少很多脂肪和熱量的攝取量，去皮雞胸肉每100公克的油脂含量約1公克而已，帶皮的則高達15公克，熱量也多了將近130大卡。

　　黃皮甜椒雖然維生素A及β-胡蘿蔔素的含量比紅皮少很多，但其所含的維生素C和鉀的含量與紅皮甜椒相當，每100公克都含有超過100毫克的維生素C，吃一顆黃皮或紅皮的甜椒即可達到成人一天維生素C的建議攝取量100毫克，因維生素C遇熱會被破壞，故建議不要將甜椒烹調加熱過久。但若以膳食纖維的含量來比較，還是以綠皮甜椒含量較高。

　　小番茄也是富含鉀、維生素C及維生素A跟β-胡蘿蔔素的水果，和大番茄（西紅柿）比較不同的是，大番茄的含醣量較低，屬於「蔬菜」類，血糖偏高的人較適合；小番茄含醣量較高，雖屬「水果」類，但食用時仍要注意，吃太多也會使血糖容易升高。

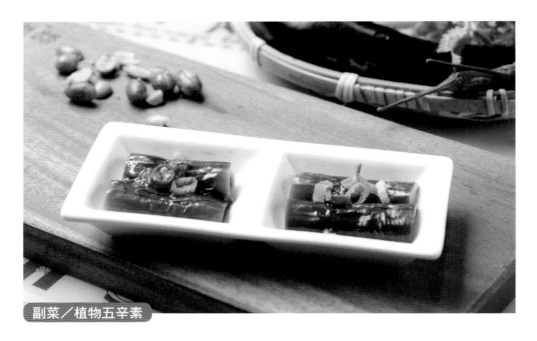

副菜／植物五辛素

高纖高鉀降血壓
蒜香拌紫茄

　　茄子是個很特別的蔬菜，喜歡的人愛得不得了，不喜歡的人卻怕得很，我身邊就有兩人非常懼怕茄子。

　　不過根據研究記錄，茄子可以降低膽固醇，常吃茄子還能保護心臟、血管，這對高血壓患者也有幫助。

　　坊間餐館在料理茄子時為了保留美麗紫色外皮，常用以油炸烹調，對健康反倒造成傷害，建議盡可能水煮或清蒸方式料理，一樣可以保留美麗紫色外衣，吃得美味又健康。

材料：2人份

茄子	2條
鹽	1／2匙
水	800cc

調味醬：

蒜泥	1匙
辣椒末	少許
醬油膏	2匙
香油	1／2匙
冷開水	2大匙
蔥花	1大匙

鹽分1.7公克／每一人份

作法：

❶ 茄子洗淨，切除蒂頭，分切10cm段狀，再從中對切開。

　　小技巧：茄子長一些才好烹煮。

❷ 800cc水加鹽煮開，茄子下鍋立即用大餐盤或蒸盤壓住，或是不壓只蓋鍋蓋。

　　小技巧：茄子遇空氣容易氧化，確實浸入沸水中才能維持紫色光澤。

❸ 持續中火讓水沸騰，煮約5分鐘，撈出茄子瀝乾。

　　小技巧：茄子不宜煮太久，容易褐化。

❹ 每段茄子再切兩段，長約5cm，擺盤。

❺ 調味醬攪拌均勻，加冷開水稀釋，加辣椒末。

❻ 醬汁均勻淋上紫茄，最後再加點蔥花點綴提味。

延伸閱讀：《30分鐘，輕鬆做無油煙烤箱料理》第38頁〈風味料理　和風茄子沙拉〉

熱量（大卡）	蛋白質（公克）	脂肪（公克）
55	1.2	2.5
醣類（公克）	鈉（毫克）	鉀（毫克）
6.8	684	220

營養師的叮嚀：

　　中醫普遍認為茄子性寒，有散血瘀、治療寒熱、防內痔、血便等功效，體弱胃寒者及孕婦較應避免多食。

　　而每100公克的茄子所含的膳食纖維含量有2.7公克，鉀離子也大於200毫克，算是高纖高鉀可幫助降血壓的蔬菜，其紫色外皮也含有多酚類化合物，也有抗氧化保護心血管的功效。

　　大蒜中所含的硫化物質 —— 大蒜素，能幫助清除血管壁上堆積的脂肪，有助於降血脂及穩定血壓，也有抗菌及抗發炎的保健功效。

　　青蔥是鉀含量極高和高鈣食材，其所含的鉀和鈣能幫助血壓的穩定；蔥白所含的硫化物成分 —— 蒜素，具有殺菌、抗氧化，以及抗血栓的效果；蔥所含的前列腺素A（Prostaglanding A）成分，能幫助血管擴張、降低血液濃稠度，也有助於預防心血管疾病的發生。因蔥所含的蒜素成分會透過汗腺和呼吸道揮發，因此平常容易流汗或是汗腺較發達的人，不宜於短時間內吃大量的蔥。

主菜／葷食

改善血管功能，預防血管老化
番茄燒雞肉豆腐

　　番茄富含茄紅素，生食就很美味，但加熱後的茄紅素更容易被人體吸收，由於我的家人特別愛吃蛋，因此，番茄炒蛋是我家常做的一道菜。

　　但其實，我更愛番茄炒豆腐，不僅番茄中多了豆香，豆腐也多了番茄酸甜味，不過番茄炒雞蛋豆腐也很對味，偶爾也會加些肉丁，綜合搭配讓這道菜的味道更多樣化，營養也更均衡，更重要的是，忙碌時還能夠少做一道菜。

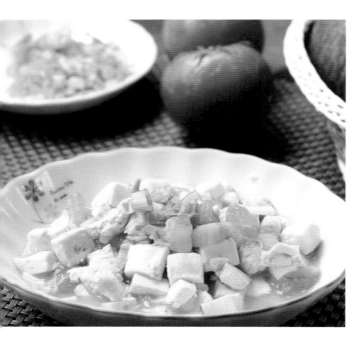

材料：4人份

大番茄…………………………	3顆
板豆腐…………………………	一塊
去皮雞胸肉……………………	150g
蒜頭……………………………	3顆
青蔥……………………………	1棵
油………………………………	1大匙
鹽………………………………	1／2匙
糖………………………………	1／4匙

鹽分0.6公克／每一人份

作法：

❶ 番茄洗淨，表面切十字刀，煮開兩碗水，汆燙番茄2分鐘，取出降溫後去皮、切除蒂頭切塊。

　　小技巧：若不介意外皮口感，也可以不汆燙。

❷ 板豆腐切丁。雞胸肉切丁。

　　小技巧：傳統板豆腐會比盒裝豆腐營養。

❸ 蒜頭切末。蔥白、蔥綠分別切末。

❹ 炒鍋開小火，油、蔥白、蒜末入鍋炒香。

❺ 改中大火，雞胸肉下鍋翻炒約3分鐘熟透，盛出。

　　小技巧：雞胸肉煮過頭口感會變柴，不宜翻炒過久。

❻ 番茄豆腐下鍋加水1／2杯煮熟，鹽、糖調味。

　　小技巧：煮番茄注意火候，以小火煮，鍋底才不會燒焦。

❼ 雞胸肉、蔥綠入鍋，翻炒幾下即可起鍋。

熱量（大卡）	蛋白質（公克）	脂肪（公克）	醣類（公克）	鈉（毫克）	鉀（毫克）
131	13	5.4	7.5	250	397

營養師的叮嚀：

　　青蔥和大番茄都屬於高鉀的食材，青蔥含的硫化物，有助於維持血壓水平，降低血栓形成；青蔥也富含黃酮類，能減少自由基，避免膽固醇氧化，有助於降低冠狀動脈心臟疾病的風險。

　　俗諺說，「番茄紅了，醫生的臉就綠了」，由此可知，番茄是對人體很好的健康食材。大番茄的熱量極低，平時若比較少吃青菜的外食族，或是想減重的族群，可以多攝取番茄來補充膳食纖維；而且番茄裡頭所含的茄紅素，是所有類胡蘿蔔素中抗氧化能力最強的，能增強免疫力和抗老化，並清除會使人產生疾病的自由基，也可幫助抑制攝護腺方面的疾病及減少攝護腺癌的發生率。而番茄所含的類胡蘿蔔素，能有助於改善血管功能及預防血管的老化；因為茄紅素是屬於脂溶性的營養素，烹調時最好可以加一些油或堅果，不但可以增添風味也可以提高二至三倍的吸收率。

　　板豆腐屬於鈣質含量豐富的食材，很多人都普遍認為，攝取鈣質要從奶類或小魚乾，殊不知黃豆製品的豆腐和豆干，都是高鈣的食物。

　　此道菜使用去皮的雞胸肉也能避免攝取過多的油脂，比起帶皮的雞胸肉更適合有三高的患者喔！

主菜／葷食

排除過多鈉，改善高血壓
黃瓜炒蝦仁

　　小黃瓜在南部農村還有幾個通俗名稱「花瓜」、「刺瓜」，是因為小黃瓜表皮上有小刺，刺越明顯就表示越新鮮，不過別擔心，這些小刺並不會扎傷你的手，可以放心購買及料理。

　　不過大黃瓜也不錯，去皮去籽沾裹少許砂糖，真的像水果一樣甜美又清爽。現在我依然喜愛生食小黃瓜，總會在買菜時多買一、兩條當零嘴吃。

　　因為可生食，很適合涼拌及快炒，下鍋拌炒速度要快，太熟軟不僅口感差，也會影響色澤。

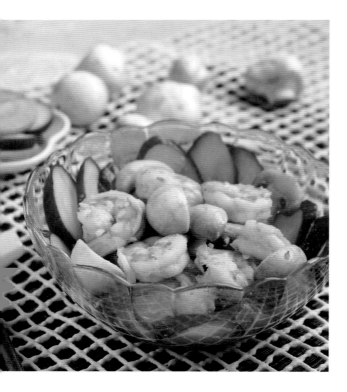

材料：2人份

小黃瓜	2條
蝦仁	8隻（約150g）
洋菇	6顆（約30g）
蒜頭	2顆
鹽	1／3匙
冰糖	1／5匙
白胡椒粉	1／5匙
油	1大匙

鹽分1.3公克／每一人份

作法：

❶ 蝦仁背部劃開1／3深，拉出腸泥，洗淨瀝乾。

　小技巧：建議購買帶殼蝦自行去殼。

❷ 小黃瓜洗淨切薄片。洋菇洗淨切薄片。蒜頭洗淨切片。

❸ 炒鍋起鍋開小火，油、蒜頭一同下鍋，煸炒出香氣。

❹ 改中大火，小黃瓜下鍋翻炒數下，加水1／3杯。

　小技巧：小黃瓜可生食且容易熟，不要加太多水。

❺ 水滾開即加入洋菇、蝦仁拌炒數下。

❻ 加鹽、冰糖、胡椒粉炒勻。

❼ 蝦仁轉紅再拌炒幾下即可熄火。

　小技巧：蝦肉轉紅即表示開始熟了。

延伸閱讀：《30分鐘，動手做醃漬料理》第10頁〈鹽漬小黃瓜〉

熱量（大卡）	蛋白質（公克）	脂肪（公克）	醣類（公克）	鈉（毫克）	鉀（毫克）
140	18	6.3	2.5	514	410

營養師的叮嚀：

　　小黃瓜的口感爽脆且熱量低，能幫助消水腫及排除體內過多的鈉，建議應避免食用醃漬過的小黃瓜，才不會攝取到過多的鹽分。

　洋菇是高蛋白、高鉀的菇類，所含的寡糖能幫助腸道中益生菌生長，有助於預防便祕及大腸癌，適合經常外食或腸胃消化功能較差的人食用；多醣體也能增強免疫力。

　大蒜當中富含的「蒜素」，在臨床實驗中已證實對降血脂、降血壓、預防心血管疾病及預防各種癌症有其保健功效，且美國食品藥物管理局（FDA）實證醫學資料的綜合分析也顯示，蒜頭對結腸直腸癌、攝護腺癌等癌症有預防的效果，容易脹氣或腸胃不適的人較不宜多食。

　此道料理所使用的蝦仁是俗稱「南美白蝦」的白蝦仁，其蛋白質含量與草蝦差不多，但所含的礦物質鉀、鈉、鈣、鎂的含量都較高，蝦所含的營養素除了有B群、鐵、鋅以外，也含有牛磺酸；牛磺酸能幫助電解質如鉀、鈉等離子進出細胞，能加強腦部的機能，也有抗痙攣及減少焦慮的作用，適量補充牛磺酸能暫時消除身體的疲勞，故提神飲料中經常會含有牛磺酸的成分。

`主菜／蛋素&植物五辛素`

降血脂、預防動脈硬化

韭菜花烘蛋

　　說到烘蛋總不免讓人想起知名的「蘿蔔乾烘蛋，只不過醃漬過的蘿蔔乾對於患有高血壓的朋友來說，是非常不適宜食用的食物。

　　好吃烘蛋未必得用醃漬物，添加蔬菜也可以很美味，除了韭菜花、胡蘿蔔、菠菜、蔥花、玉米都是非常適宜的蔬菜，而且使用新鮮食材更能增加料理的鮮甜。

　　一般做烘蛋總會加入大量油脂，以煎炸方式處理，雖然香味足夠，但並不健康，想要兼顧健康和美味，最好是減油、再蓋鍋蓋燜煎，烘煎完成一樣是外酥內嫩、表皮焦香，非常美味。

材料：2人份

韭菜花	80g	油	2.5大匙
雞蛋	2顆	水	2大匙
鹽	1／3匙		
胡椒粉	少許		

`鹽分1.1公克／每一人份`

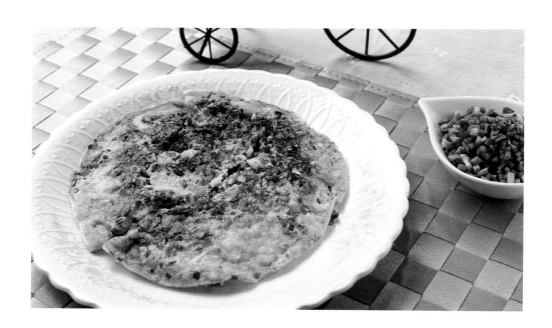

作法：

❶韭菜花摘去根部較粗纖維，洗淨切丁。

　小技巧：確實去除粗纖維，口感才會鮮脆。

❷雞蛋去殼打散，加鹽、胡椒粉、水2大匙拌勻。

　小技巧：蛋液加些水，煎香雞蛋才不會過老。

❸炒鍋開小火，加0.5大匙油炒香韭菜花。

　小技巧：韭菜花炒過會更香。

❹韭菜花平均攤放鍋底，再加2大匙油。

❺蛋液慢速倒入鍋中蓋過韭菜花。

❻蓋鍋蓋燜煎約兩分鐘，掀蓋觀察表面凝固，邊緣略為焦黃再翻面。

❼這一面再煎約2分鐘，飄出蛋香即可熄火。

　小技巧：韭菜花可減半，一半加胡蘿蔔，讓這一道多些營養成分。

熱量（大卡）	蛋白質（公克）	脂肪（公克）	醣類（公克）	鈉（毫克）	鉀（毫克）
267	8.5	24.5	2.7	423	161

營養師的叮嚀：

　　韭菜花的維生素C及A含量豐富，每100公克含有23毫克的維生素C及3400 I. U.（國際單位）的維生素A（注），維生素C能幫助鈣的吸收，避免因鈣攝取不足而造成體內鈉的增加，使血壓容易上升；且韭菜花的鉀及膳食纖維含量也高，能幫助維持血壓的穩定。

　　韭菜當中嗆鼻味來源的硫化物物質也存在於韭菜花中，除了可幫助降血脂、預防動脈硬化，也有助於保護心血管的健康；另以中醫的角度而言，食用韭菜也可活血化瘀、促進血液循環，有助於提高人體的新陳代謝。而腸胃容易消化不良或有腸胃潰瘍的人，因韭菜的纖維較粗，應避免大量食用而產生對腸胃的刺激及負擔。雞蛋裡富含的卵磷脂成分有助於促進膽固醇的代謝，另有關雞蛋的營養成分分析也可參考〈蔬菜起司蛋捲〉。

（注）2003 國人膳食營養素參考攝取量 維生素A一天的建議攝取量：男性6000 I.U.（國際單位），女性5000 I.U.（國際單位）。

主菜／葷食

減少內生性脂肪合成，預防血液凝固
板栗燒雞翅

　　栗子微甜鬆軟口感令人著迷，夜市熱銷的糖炒栗子就能證明。而有一款甜點「蒙布朗蛋糕是將煮熟栗子打成泥，再擠成麵條狀裝飾於蛋糕上方，這也是我最愛的栗子甜點。

　　其實有許多菜餚都少不了栗子，像是佛跳牆，粽子內餡也常用到，無論是蒸、煮、滷都能維持鬆軟口感。而這一道燒雞翅在燒煮完成後，栗子吸收滷雞翅的鮮味及香氣，更是很難讓人拒絕。

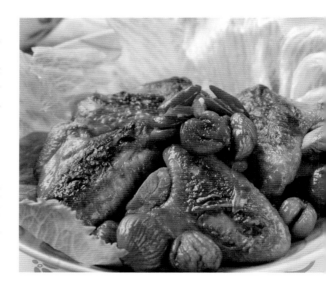

材料：4人份

乾栗子	100g	冰糖	1／4匙
雞翅	4隻	水	5杯
蒜頭	5顆		
蔥	2根		
辣椒	1條		
醬油	2大匙		

鹽分1.2公克，膳食纖維2.7公克／每一人份
＊有關醬油的選擇及建議可參考〈附注一、高鹽分的食品及調味料整理〉

作法：

❶栗子視顆粒大小，泡水3-5小時，確認軟
化，取牙籤剔除溝槽褐色薄膜。

　小技巧：薄膜帶些澀味，必須確實去除。

❷雞翅整隻或是剁2-3份，清洗乾淨瀝乾。

　小技巧：檢查有無殘留雜毛，清除乾淨。

❸蔥去根洗淨，切長段。

❹蒜頭去皮洗淨。辣椒洗淨切段。

　小技巧：蔥、蒜可去腥增香，辣椒視個人
喜好增減。

❺平底鍋開小火，雞翅擺入乾煎至表皮微
焦，取出。

　附注：雞翅乾煎可逼出油脂，外皮口感
會更好。

❻鍋中擺進雞翅、栗子、加水4或5杯，最
好能淹蓋過雞翅。

　小技巧：雞翅若是剁塊水量可減少。

❼醬油、冰糖、蒜頭及蔥段一起加入，蓋
鍋蓋開中火，燒開後改小火燜煮。

❽約略15分鐘，掀開鍋蓋把底下的雞翅、
栗子翻上來再攤平。

　小技巧：翻動時要小心，避免把雞皮及
栗子弄破碎。

❾全程滷煮時間約30分鐘，湯汁略收，熄
火。

　小技巧：收汁階段最好再翻動一次。

❿雞翅略為降溫再食用會更Q彈。

延伸閱讀：想吃不同口味的雞翅料理，請參考《30
分鐘，動手做健康醬》第33頁〈橘子烤雞翅〉

熱量（大卡）	蛋白質（公克）	脂肪（公克）
254	16.4	12
醣類（公克）	鈉（毫克）	鉀（毫克）
17	500	509

營養師的叮嚀：

　　栗子吃起來有點沙沙的口感並帶
著一股甜香味，是含有澱粉（醣
分）的食物，有極高的鉀和膳食纖維，
每100公克可食部分的栗子含有10.4公克
的膳食纖維，比許多蔬菜的膳食纖維含
量都來得高。

　　栗子有豐富的礦物質鈣、鎂、磷、鐵和
鋅，以及較多的維生素C和E，維生素C可
幫助鈣和鐵的吸收，E可以幫助血管擴張
及預防血液凝固，也是很強的抗氧化劑，
能保護細胞膜避免受到自由基的破壞。

　　栗子含豐富多元不飽和脂肪酸──亞
麻油酸，經研究發現，適量補充亞麻油
酸能提高身體的新陳代謝，減少內生性
脂肪的合成，有助於減重。不飽和脂肪
也是我們人體必需的營養素之一，若因
為怕發胖而長期採用低油飲食，不但會
影響到人體賀爾蒙的製造，嚴重會導致
女性經期紊亂，以及新陳代謝降低形成
易復胖的「溜溜球效應」。

　　辣椒是富含維生素C和E的高鉀天然辛
香料，長期攝取「辣椒素」有助於活化
血管及及降血壓。醃漬過的剝皮辣椒含
鈉量較高，血壓偏高的人建議以新鮮的
辣椒入菜。

主菜／葷食

低脂肪，預防三高

海鮮沙拉

　　海鮮沙拉大多採用水煮氽燙方式，這一道菜採用乾煎鮭魚，不僅肉質較Q，外皮也多了一層香酥口感，而加強食物香氣或增添辛香料，對於調整重口味飲食有絕對幫助。沙拉要清爽好吃，而且也不一定要使用油膩的沙拉醬，試試常用在火鍋沾醬的白蘿蔔泥看看，更能增添不同的芳香。

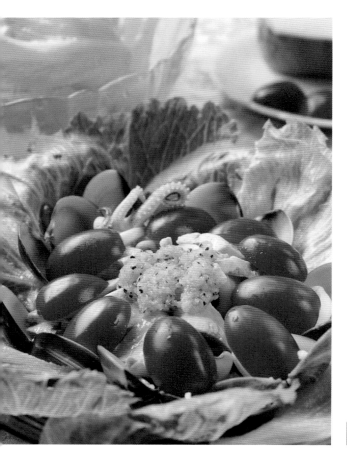

材料：2人份

透抽	150g
鮭魚	150g
文蛤	10顆
蘿蔓	3片
小番茄	10顆（約50g）
薑	3片

沙拉醬食材：

檸檬汁	1匙
橄欖油	2匙
白蘿蔔泥	1大匙
鹽	1／3匙
紅醋或無糖果醋	1大匙
味醂	1大匙
黑胡椒粒	1匙

鹽分1.6公克／每一人份

作法：

❶文蛤加水300cc、鹽1／4匙浸泡兩小時吐沙。

❷鮭魚洗淨擦乾，平底鍋中火燒熱，魚下鍋乾煎，煎熟且兩面焦黃，取出。

　小技巧：鮭魚油脂含量高，乾煎就會出油。

❸文蛤洗淨，透抽去內臟洗淨。

❹鍋內加2碗水、文蛤、薑片加入中火煮開，殼全開熄火，撈出文蛤。

❺同一鍋再次中火煮開，透抽下鍋汆燙約2分鐘燙熟，撈出。

❻鮭魚骨、魚刺去除，取下魚肉剝小片。文蛤取肉。透抽切片。

❼蘿蔓用過濾水洗淨，小段。小番茄洗淨對切。

　小技巧：生食蔬果最後一次最好用無菌水清洗。

❽沙拉醬攪拌均勻備用。

❾海鮮、蔬果擺盤，淋上沙拉醬即可食用。

白蘿蔔泥製作方式：

白蘿蔔去皮用磨泥器具摩擦成泥狀。或是切塊丟進調理機，不加水直接打碎成泥。

熱量（大卡）	蛋白質（公克）	脂肪（公克）	醣類（公克）	鈉（毫克）	鉀（毫克）
215	29	9.2	3.5	640	472

營養師的叮嚀：

　　臨床工作遇到不少高血壓的患者，合併其他三高的慢性疾病，如糖尿病、高血脂症或痛風，這些慢性病之所以會產生，都和平常的飲食有很大的相關性。

高血壓患者若沒有將其血壓、血脂及血糖控制好，會使腎臟退化的速度加快，使我們腎臟退化到慢性腎臟病階段的時間縮短。另外，根據近期的研究文獻也發現到，*慢性腎臟病患者罹患心血管疾病風險較高，**肥胖會增加慢性腎臟病的發生率，***若每天的鈉攝取量超過4600毫克（11.5公克的鹽），會增加蛋白尿的問題，並加速腎功能的退化，*每週若能增加攝取60至90克富含ω3脂肪酸的深海魚類，可有效減少蛋白尿，達到減緩慢性腎臟病的退化速度。

　　平日飲食若能儘量以「DASH飲食」的方式來遵行，**體重過重者每體重1公斤，可以減少110毫克的蛋白尿產生，也能減少慢性腎臟病患者罹患心血管疾病的風險。

　　鮭魚富含ω3脂肪酸EPA及DHA，且脂肪含量適中。而其他富含ω3脂肪酸的深海魚類在〈鮪魚炒蛋三明治〉裡有詳細的替大家介紹。因為文蛤和透抽的含鈉量稍高，應該應避免大量攝取。

*Academy of Nutrition and Dietetics: Evidence-based nutrition practice guideline on chronic kidney disease. http://andevidencelibrary.com. Accessed 2014 February 24.

**Afshinnia F, Wilt TJ, Duval S, Esmaeili A, Ibrahim HN: Weight loss and proteinuria: Systematic review of clinical trials and comparative cohorts. Nephrol Dial Transplant 2010; 25: 1173-83.

***KDIGO: 2012 Clinical practice guideline for the evaluation and management of chronic kidney disease. Kidney Int 2013; 3（Suppl）: 5-14.

主菜／葷食

擴張血管，改善心肌梗塞
醬燒紅尼羅

　　紅尼羅魚也就是紅吳郭魚，外皮是橘紅色澤，肉質細緻跟吳郭魚口感相似，是屬淡水養殖魚，適合乾煎、紅燒、烤，也可以和其他食材搭配，例如做成味噌豆腐魚湯，我曾經煮過韓式辣魚湯也十分美味。

　　不管是海魚或淡水魚，只要新鮮，料理鹹味不要過度，就是一道健康的料理。

材料：3人份

紅尼羅魚…………	1尾（約500g）
薑………………	1塊（約10g）
蒜頭………………	3顆
蔥………………	1支
油………………	2大匙
醬油………………	1.5大匙
冰糖………………	1／4匙
水………………	400cc

鹽分1.5公克／每一人份

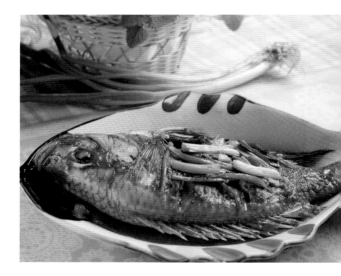

作法：

❶魚料理前，一定要處理乾淨。腹部脊椎兩側血管用刀劃開，取牙刷清洗乾淨，擦乾。

　　小技巧：血塊及血管為腥味來源，處理乾淨就能減少腥味。

❷魚肉表面分別切開2-3刀，約魚肉一半深度，不超出2／3。

❸薑洗淨切絲。蒜頭去皮切片。蔥去根洗淨切段。

❹平底鍋中大火燒熱，油入鍋溫度升高，魚即下鍋。

　　小技巧：若使用鑄鐵鍋具，溫度不宜太低，否則魚皮會沾鍋。

　　測試鍋溫：將手掌擺放鍋子上方10cm，等候3秒，感覺微燙時再倒入油。

❺魚下鍋不要翻動，乾煎約4-5分鐘，改中火，魚翻面。

　小技巧：若使用非不沾鍋具，要等單面煎至焦香再翻動，才不會破皮。

❻魚翻面，同樣再乾煎約3分鐘，蒜片、薑絲加入略炒。

❼醬油下鍋嗆香，立即加水、冰糖蓋鍋蓋，改中小火燜燒。

　小技巧：冰糖可不加，拌入1匙自製柴魚粉味道會更好。

　（自製柴魚粉的作法，請參考：《電鍋料理王》第77頁〈蚵仔麵線〉之「附注」。）

❽燜燒至水分剩一半，將魚翻面，再燒煮至水分剩約1／4。

❾蔥段加入煮熟，魚起鍋。

　小技巧：確認魚肉熟度可從切開處觀察，魚肉跟骨頭會分離有縫隙。

延伸閱讀：想嚐嚐紅尼羅的另一種風味，請參考《30分鐘，輕鬆做無油煙烤箱料理》第92頁〈樹子烤紅尼羅〉。

熱量（大卡）	蛋白質（公克）	脂肪（公克）	醣類（公克）	鈉（毫克）	鉀（毫克）
265	28	15	4.5	600	737

營養師的叮嚀：

　　雖然一般吳郭魚所含的鐵質及鉀，較紅吳郭魚（紅尼羅）來的高。不過，無論是一般的吳郭魚，或此道料理所使用的紅吳郭魚（紅尼羅），這兩種魚所含的鐵鉀、菸鹼酸及多元不飽和脂肪酸DHA的含量都很豐富。

　　菸鹼酸是人體內參與醣類、脂肪及蛋白質代謝的重要輔酶，根據研究也顯示，每日若能攝取達到3至6公克的菸鹼酸，可幫助減少血液中壞的膽固醇（低密度脂蛋白）及三酸甘油酯，菸鹼酸也能使血管擴張，有助於改善心肌梗塞病人的情況。

　　而一些含蛋白質豐富的食物當中所含的「色胺酸」成分，在人體內也可轉變成菸鹼酸，每60毫克的色胺酸可轉變成1毫克的菸鹼酸，例如牛奶、乳酪中所含的菸鹼酸成分，即是由色胺酸轉變而來的；且因為維生素B6是協助色胺酸轉變成菸鹼酸必須的酵素，因此若飲食中缺乏維生素B6也會無法製造菸鹼酸而導致缺乏的情況產生。人體若長期缺乏菸鹼酸也容易造成皮膚炎、精神疲倦、食慾減退、失眠或情緒低落的症狀產生。

　　此道料理使用富含鉀離子的天然辛香料蔥、薑及蒜，不僅能使魚的腥味減少，豐富的鉀也能幫助排除體內的鹽分，而在菸鹼酸和鉀離子兩種營養素搭配作用下，更有助於降血壓，吳郭魚本身富含DHA，也有助於腦部及眼睛的正常發育。

主菜／葷食

抗氧化物，預防動脈硬化

薑汁燒肉

　　薑是很棒的辛香食物可應用在各種料理中，搭配海鮮可去腥，可禦寒也有發汗止吐效果，夏天有嫩薑，很多食物適合與生薑絲一起食用，搭配壽司的紅薑就是嫩薑所醃漬。

　　料理中薑都只能算是配料，但是沒了薑卻又烹調不出好味道，所以正確來說也可算是重要主角，尤其冬天各種藥膳補品都需要老薑，麻油雞酒、薑母鴨、羊肉爐、燒酒蝦，要是沒了薑，也就少了禦寒補身效果。

　　這一道添加薑汁可去除肉腥味也增加芳香，而且無論是搭配米飯或是三明治、漢堡都很合適。

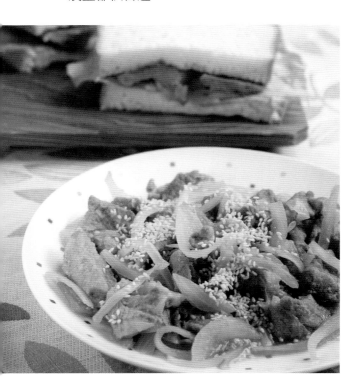

材料：3人份

梅花肉片⋯⋯⋯⋯⋯⋯⋯⋯	150g
嫩薑泥2大匙或老薑汁1大匙	
洋蔥⋯⋯⋯⋯⋯⋯⋯⋯⋯⋯	1／2顆
醬油⋯⋯⋯⋯⋯⋯⋯⋯⋯⋯	1.5大匙
味醂⋯⋯⋯⋯⋯⋯⋯⋯⋯⋯	1大匙
白胡椒粉⋯⋯⋯⋯⋯⋯⋯⋯	1／2匙
熟白芝麻⋯⋯⋯⋯⋯⋯⋯⋯	2大匙
油⋯⋯⋯⋯⋯⋯⋯⋯⋯⋯⋯	1匙
水⋯⋯⋯⋯⋯⋯⋯⋯⋯⋯⋯	1／2杯

鹽分1.3公克／每一人份

作法：

❶梅花肉洗淨切寬薄片。

❷肉片加薑泥、醬油、味醂、胡椒粉攪拌均勻，冷藏浸漬半天。

　小技巧：黑胡椒粉比白胡椒香，但是白胡椒辣味較重。

❸洋蔥去頭尾去皮，洗淨切絲。

❹鍋子開中火加熱，乾鍋加入肉片翻炒變色炒出香味，盛出。

❺改小火，油、洋蔥下鍋翻炒軟化略呈淺褐色。

❻改中小火，肉片再次入鍋同炒，加水1／2杯，肉片煮熟軟。

❼加入白芝麻拌炒均勻即可起鍋。

附注：取兩片吐司夾一份薑汁燒肉，少許美生菜或小黃瓜絲，就是一份美味簡餐。

★已經有高血壓的患者建議醬油可選擇薄（減）鹽醬油來取代，若是腎功能不佳或已經洗腎的人，則建議可使用「低鈉低鉀」的薄鹽醬油。

熱量（大卡）	蛋白質（公克）	脂肪（公克）	醣類（公克）	鈉（毫克）	鉀（毫克）
233	8.3	21.5	1.1	520	22

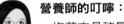

營養師的叮嚀：

　　梅花肉是豬肩胛部位的肉，肥瘦各半、油脂分布均勻，不像五花肉的油脂和飽和脂肪較多，也不像豬里肌油脂較少，吃起來較乾，梅花肉是豬肉各部位當中吃起來較鮮嫩又不會過油的部位。

　　豬肉除了富含鉀和鋅，可幫助調控血糖以外，其實豬肉所含的菸鹼酸也不少，因此每週一至兩次適量食用油脂適中的豬（瘦）肉，也可幫助血壓的穩定。

　　很多人不知道白芝麻也屬於堅果類的一種，且富含的抗氧化物維生素E成分，可幫助預防動脈硬化及血壓的升高，其他有關白芝麻的營養價值可參考〈芝麻牛蒡〉。洋蔥也是可幫助穩定血壓的食材，其對健康的好處可參考〈青醬海鮮義大利麵〉。另有關薑對人體的好處可參考〈塔香蒜炒海茸〉。

主菜／葷食

低脂高蛋白，血管不堵塞

蝦仁滑蛋

　　這是很受歡迎的一道菜餚，使用的雖是蝦仁，不過我怕不新鮮，總是買帶殼蝦自己去殼。

　　要去哪裡買好蝦呢？各地農會以及商譽佳的連鎖超市都能買到品質好的急速冷凍蝦，也能找找有台灣優良農產CAS認證標章，或是產銷履歷認證。買來的冷凍蝦不需特別退冰，只需在料理前取出沖水，很快就能完全退冰下鍋料理。

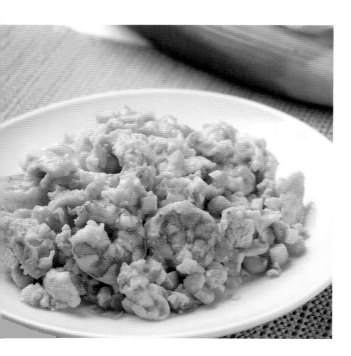

材料：2人份

蝦仁	8-10隻（約150g）
新鮮玉米粒	2大匙（約50g）
雞蛋	2顆
青蔥	1／2根
鹽	1／3匙
胡椒粉	少許
油	2大匙

鹽分1.4克，膽固醇370毫克／每一人份（建議有高膽固醇的人，蝦仁的攝取份量應不超過5隻）

作法：

❶蝦背用刀劃開1／3深，拉出腸泥，洗淨蝦仁。

　小技巧：切開背部較容易抽出腸泥，且蝦子煮熟會更美觀。

❷購買整條新鮮玉米，削下玉米粒取約一半份量。

　小技巧：喜愛玉米也可以全部都下鍋。

❸雞蛋去殼，蛋液加水2大匙，均勻打散。

　小技巧：加水可使雞蛋翻炒中不會太快變老。

❹青蔥去根，洗淨切末，蔥白分開。

❺炒鍋中小火，加入油1.5大匙，油溫微熱即加入蛋液，略為凝固繞圈攪拌。

❻蛋液拌炒約8分熟立即熄火盛出。

　小技巧：蛋還得回鍋不宜炒到全熟。

❼再次起鍋開小火，油0.5大匙下鍋爆香蔥白，玉米粒下鍋略炒加水1／3杯。

❽玉米粒滾煮約兩分鐘，改中火，加入蝦仁拌炒變色。

❾炒蛋下鍋，加鹽、胡椒粉，滾煮一分鐘，蔥綠拌炒均勻。

延伸閱讀：蝦的其他美味料理，還可以參考《30分鐘輕鬆做，無油煙烤箱料理》第72頁〈茄汁蝦球〉及第124頁〈鳳梨銀耳蝦球〉

熱量（大卡）	蛋白質（公克）	脂肪（公克）	醣類（公克）	鈉（毫克）	鉀（毫克）
265	17	19	6	580	330

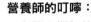

營養師的叮嚀：

　　有關白蝦仁的營養價值，在〈黃瓜炒蝦仁〉裡有詳細的說明，而每100公克的蝦仁含有接近3顆全蛋的蛋白質含量（21公克蛋白質），是低脂高蛋白的營養食材。

　　一般人吃蝦最擔心的問題就是膽固醇會不會超標？其實蝦仁所含的膽固醇還真的不低，平均每100公克的蝦仁的膽固醇含量將近180毫克，以此道料理使用的白蝦仁來計算，一個人若一天吃進約20隻白蝦仁，幾乎就已經達到每日膽固醇建議攝取上限300毫克了；不過此道料理中的蝦仁已去掉了含膽固醇較高的蝦頭部位，除非你本就有膽固醇過高的問題，否則偶爾吃一些蝦，並不會造成膽固醇升高，不用太過擔心。

　　此道料理使用的全蛋液是膽固醇含量較高的食材，平均一顆全蛋的膽固醇將近250毫克，因此兩人份的滑蛋蝦仁使用兩顆蛋的份量其實是剛剛好的，只要注意不要再添加太多蝦仁就好了；另外對於已經有膽固醇過高的高血脂症患者，建議一個人攝取的蝦仁份量儘量不超過五隻是比較好的！

　　另有關玉米對降血壓的幫助可參考〈蘿蔔玉米丸子湯〉，雞蛋的營養價值可參考〈蔬菜起司蛋捲〉。

主菜／葷食

抑制血管收縮，溫和降血壓

海苔雞捲

　　雞胸肉因為少油脂口感容易變柴導致很多人不愛，因此料理方式必須特別注意，像是常見的雞肉絲飯、雞肉絲涼麵，就是一道得當的美味佳餚。這道料理中，把雞肉打碎，做成雞捲或是雞肉丸子會更容易入口。

　　油炸總會用大量油脂，炸過的油已經氧化不適宜再做烹調難免覺得浪費，因此我會用比油煎多一點的油，以半煎半炸方式料理紫菜，這樣不但口感好也有香氣。

材料：4人份

雞胸肉……………………	200g
壽司海苔片…………………	5張
荸薺…………………………	3顆
胡蘿蔔………………	一小段約50g
芹菜…………………………	1棵
醬油…………………………	1匙
鹽…………………………	1／3匙
薑末…………………………	1／2匙
胡椒粉………………………	少許
白芝麻………………………	3大匙
油…………………………	5大匙
麵粉…………………………	1大匙

鹽分0.7公克／每一人份

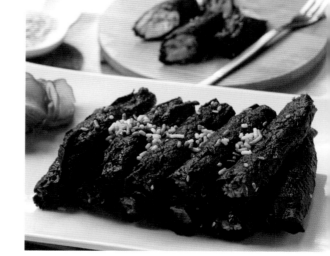

作法：

❶雞胸肉去骨去皮，切小丁剁成泥。

　小技巧：可用調理機打碎。

❷荸薺去皮切碎，擰乾水分。胡蘿蔔去皮切末。芹菜切掉根部，拔除葉片，洗淨切末。

　小技巧：購買帶皮荸薺自己處理較佳，也可用少量豆薯代替。

❸荸薺加雞肉泥、芹菜末、紅蘿蔔末、薑末、香油、醬油、鹽、糖、胡椒粉，繞圈攪拌產生黏性。

❹麵粉加水2大匙拌勻成濃稠麵糊。

❺紫菜片剪四等份，寬約4cm寬、長5cm。

❻取一片紫菜，一大匙雞肉泥橫向攤開，紫菜邊緣留約0.5cm。

　小技巧：紫菜只要捲起一圈又1／3，重疊處太多口感較差。

❼捲起紫菜捲，邊緣重疊處用麵糊沾黏。

❽兩側露出部位沾上白芝麻。

　小技巧：不必在意沒露出白芝麻，紫菜炸熟會萎縮。

❾小平底鍋加油5大匙中大火燒熱，雞捲擺入煎炸約4-5分鐘，取出瀝除油脂。

　小技巧：雞捲不大且雞胸肉容易變柴，不要炸太久。

延伸閱讀：古早味肉燥的作法，可以參考《電鍋料理王》第169頁。椒麻雞絲涼麵的作法，參考《30分鐘動手做醃漬料理》第67頁

熱量（大卡）	蛋白質（公克）	脂肪（公克）	醣類（公克）	鈉（毫克）	鉀（毫克）
165	12.5	10.5	4.5	280	252

營養師的叮嚀：

　　吃起來甜脆爽口的荸薺，是一種澱粉含量較高的根莖類蔬菜，除了每100公克含有460公克的鉀離子及2公克的膳食纖維，可幫助血壓的調控；磷的含量也不低，因此若是腎功能不佳或洗腎的病患較不建議食用。

　　荸薺也含有適量的維生素B6，B6攝取不足的人除了容易有貧血的狀況產生，尿液中的草酸鹽排出也會增加，因而增加腎結石的發生率。此外，長期缺乏B6也會降低體內血清素（Serotonin）的合成，容易導致心情憂鬱，或是抵抗力降低、衰弱無力等現象。而B6攝取不足的孕婦，也較容易產生孕吐或噁心等不適症狀。

　　海苔除了礦物質和膳食纖維含量都極為豐富可幫助降血壓外，其維生素B2、B12及菸鹼酸的含量也不少，而且海苔還含有一種可以抑制「血管張力素轉化酶」ACE作用的胜肽成分，ACE會幫助身體製造血管張力素Ⅱ，具有收縮血管、抑制鈉排除及使血壓升高的作用。因此若是能抑制ACE的作用，就可以使血管擴張、促進水分和鈉的排除，以達到降低血壓的效果。

副菜／植物五辛素

降血壓、提升免疫力
麻辣土豆絲

　　土豆就是大家熟知的馬鈴薯，土豆絲處理過後，口感會變得爽脆，雖然食材看起來沒甚麼，主要的配料也就只是香麻辣三種：乾辣椒的香味、新鮮辣椒的嗆辣，花椒粉的麻，但不僅下飯，也很容易讓人忍不住一口接一口停不下筷子。

　　在這道料理中，紅油有畫龍點睛效果，搭配香辣，才能使這一道蔬食吃來香辣味道實足。

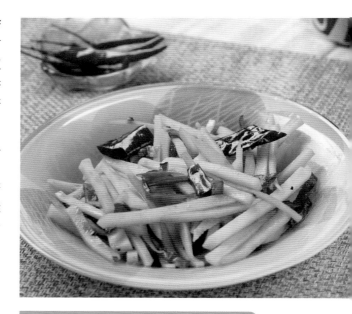

鹽分1.0公克，膳食纖維3.1公克／每一人份

紅油製作：

食材：

花椒粒⋯⋯⋯⋯⋯⋯⋯⋯⋯⋯	5g
小茴香⋯⋯⋯⋯⋯⋯⋯⋯⋯⋯	3g
桂皮⋯⋯⋯⋯⋯⋯⋯⋯⋯⋯⋯	2g
八角⋯⋯⋯⋯⋯⋯⋯⋯⋯⋯⋯	1顆
辣椒粉⋯⋯⋯⋯⋯⋯⋯⋯⋯⋯	25g
植物油⋯⋯⋯⋯⋯⋯⋯⋯⋯	約350cc
芝麻香油⋯⋯⋯⋯⋯⋯⋯⋯⋯	2大匙

作法：

❶ 八角剝開與花椒粒、小茴香及桂皮入乾鍋微火炒香。

❷ 加入植物油、芝麻香油，待油冒泡續炸3分鐘。

小技巧：火候一定要控制最小才能避免香料焦苦。

❸ 辣椒粉入鍋再炒約30秒熄火。

❹ 濾除香料，待涼透置入殺菌玻璃罐，冷藏可保存兩個月。

材料：3人份

馬鈴薯	約300g	烏醋	1匙
黑木耳	1片	花椒粉	2匙
蔥	1根	醬油	1.5匙
鮮辣椒	1根	糖	1／4匙
乾辣椒	5片	油	1匙
蒜頭	2顆	紅油	1匙

作法：

❶馬鈴薯去皮，洗淨切絲。沖水數次再泡水10分鐘，瀝乾水分。

　小技巧：馬鈴薯洗去澱粉再炒才能變得脆口。

❷鮮辣椒切末。乾辣椒用濕巾擦拭。黑木耳洗淨，切絲。

❸蒜頭去皮，洗淨切片。蔥去根，洗淨切末，蔥白蔥綠分開。

❹醬油、烏醋、糖、紅油、香油攪拌均勻備用。

❺炒鍋起鍋，開小火，油、蒜片、蔥白、鮮辣椒加入爆香。

　小技巧：若不喜歡太辣可不加鮮辣椒。

❻續加乾辣椒、花椒粉拌炒香味釋出。

❼改大火，加馬鈴薯絲快速拌炒十幾下，加黑木耳絲，淋水2大匙。

　小技巧：水別加太久，會影響口感。

❽再快速炒幾下，加醬油、烏醋、糖、蔥綠、紅油、香油快速炒勻，炒乾水分。

　小技巧：馬鈴薯下鍋不宜炒太久，會變的軟爛不脆口。

熱量（大卡）	蛋白質（公克）	脂肪（公克）	醣類（公克）	鈉（毫克）	鉀（毫克）
123	3	3	21	191	644

營養師的叮嚀：

　　這道料理的食材很簡單，只有馬鈴薯和黑木耳兩樣，其他都是增添風味的天然辛香料，適合沒時間準備太多食材來烹調的人。而馬鈴薯是屬於含有澱粉（醣分）的根莖類。在颱風或長期雨季時，菜市場上葉菜類產量供不應求，相較馬鈴薯反而是價格較不易波動，存放的時間也較長的食物。

　　馬鈴薯富含維生素C和鉀，每100公克含有將近400毫克的鉀，以及30毫克的維生素C；而帶皮的馬鈴薯更含有多種維生素和類黃酮、櫟皮素等植化素成分，這些豐富的營養素有助於降血壓、提升免疫力和預防癌症。

　　很多人誤以為吃馬鈴薯會變胖，其實只要不是用油炸或加起司焗烤的方式烹調，用烤或蒸的低油方式烹調，200公克的馬鈴薯其實只有約半碗飯的醣分和熱量，在歐洲也有許多國家是以馬鈴薯當作三餐的主食，如同我們東方人習慣以米飯作為主食是一樣的。

　　有關黑木耳的營養價值可參考〈蔬菜起司蛋捲〉、〈鳳梨炒雙耳〉，辣椒對健康及血壓的幫助可參考〈花枝竹筍羹〉、〈板栗燒雞翅〉。

副菜／蛋奶素＆豐富高鉀，高鈣，適量纖維

降血脂、穩定血壓
紅藜薯泥沙拉

　　有穀物界紅寶石稱號的紅藜麥，不僅營養成分高，料理方式也多樣化，當主食，搭配沙拉，就連煮綠豆湯、紅豆湯或是糯米甜粥都可以搭配，甚至紅燒肉、煮蔬菜湯，加上紅藜都可以搭的恰好一點也不奇怪。

　　除了搭配沙拉需要先煮熟之外，其他不分主食或甜湯都可以與食材一起煮，對於不敢嘗試新食物的朋友，都可以採用少量加入，多種搭配方式。

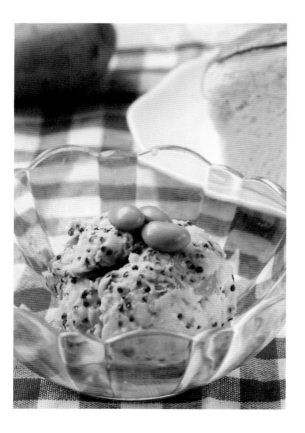

材料：2人份

紅藜麥	1／2杯
馬鈴薯	1小顆（約200g）
胡蘿蔔	1／4段
去殼毛豆仁	30g
雞蛋	2顆
（低脂）鮮奶	120cc
沙拉醬	2大匙
鹽	1／2匙
黑胡椒粒	1／4匙

鹽分1.7公克，鈣173毫克，膳食纖維6.7毫克／每一人份

作法：

❶馬鈴薯洗淨外皮擺放蒸盤，入電鍋外鍋加水1.5杯。

　小技巧：若使用大型馬鈴薯，外鍋加水2杯。

❷紅藜麥洗淨擺入不鏽鋼小鍋，放蒸盤上同煮。

　小技巧：沒有小鍋則底下擺紅藜，上面架蒸盤。

❸毛豆仁洗淨加水2杯，水滾小火煮約10分鐘，撈出浸泡冰開水。

❹胡蘿蔔去皮切丁，滾水小火煮3分鐘。

❺取一張廚房紙巾沾濕鋪放電鍋底，雞蛋擺上蒸熟，取出降溫。

❻馬鈴薯去皮，取湯勺壓碎成薯泥。

　小技巧：可用粗孔濾網過篩讓薯泥更細緻。

❼薯泥分批加入鮮奶攪拌，再加沙拉醬、鹽、黑胡椒拌勻。

❽雞蛋去殼切小丁，與藜麥、毛豆仁、胡蘿蔔丁拌入薯泥。

（＊沒有食用蛋的奶素食者，可不加雞蛋及使用無蛋沙拉醬）

熱量（大卡）	蛋白質（公克）	脂肪（公克）	醣類（公克）	鈉（毫克）	鉀（毫克）
330	18	12.5	36	700	1725

營養師的叮嚀：

　　毛豆仁吃起來清爽帶著甜豆香，適合各種料理方法，雖然營養價值含量沒有黃豆或黑豆高，不過毛豆的澱粉（醣分）及脂肪含量較低，膳食纖維及蛋白質含量較高，吃一碗毛豆仁（約100公克）可以攝取到約2顆全蛋的蛋白質含量，另外還能攝取到多種豐富的礦物質成分，80毫克的鈣質、70毫克的鎂、600毫克以上的鉀、以及3.5毫克的鐵和1.7毫克的鋅，鉀、鈣和鎂都是可幫助維持血壓穩定的營養素。

　　此外，各種人體必需胺基酸成分在毛豆仁身上也幾乎都有了，而且維生素C和E的含量也頗高，在脂肪酸部分也富含可幫助降血脂的油酸及亞麻油酸成分，很適合當作點心或零食，來補充我們平常食用不足的蛋白質以及各種營養素成分，也很適合素食者食用，**唯一缺點大概是毛豆仁的普林含量較高，若已經有尿酸過高或是正處痛風急性發作期的人，建議應避免一次大量攝取毛豆仁**，以免引發痛風的發作或加重痛風的症狀。

　　藜麥也是高營養價值的全穀類食物，在〈紅藜麥飯捲〉有替大家做詳盡的說明，馬鈴薯對降血壓的幫助及免疫力的提升可參考〈麻辣土豆絲〉。

　　雖然降血壓DASH（得舒）飲食裡對於奶類的建議是以低脂乳品為主，不過近年來也有研究發現，攝取全脂乳類比起低脂乳類，反而較能降低血液中的三酸甘油酯，有關這部份的內容可參考本書第二章的〈另類觀點：高脂DASH飲食〉。

副菜／素食——若使用素食的醬油

血糖血壓不上升

秋葵堅果沙拉

　　秋葵又名黃秋葵、黃蜀葵、羊角豆，是營養價值很高的蔬菜，產期從三月至十一月，目前在台灣地區種植面積不算少，傳統市場及超市都能方便選購，餐廳沙拉吧上也常見到秋葵。

　　料理方式大多是整根燙煮做涼拌沙拉，或橫切小片成星星形狀加入味噌湯，也是一種簡單美味烹調方式。

材料：3人份

秋葵約⋯⋯	12根（250g）	味醂⋯⋯	1匙
原味烤堅果⋯⋯	2大匙	山葵⋯⋯	1／2匙
熟白芝麻⋯⋯	1匙	冷開水⋯⋯	1碗
昆布醬油⋯⋯	1大匙	冰塊⋯⋯	1／3碗

鹽分0.5公克，膳食纖維3.7公克／每一人份 ◎堅果以腰果10公克／人份 來計算。

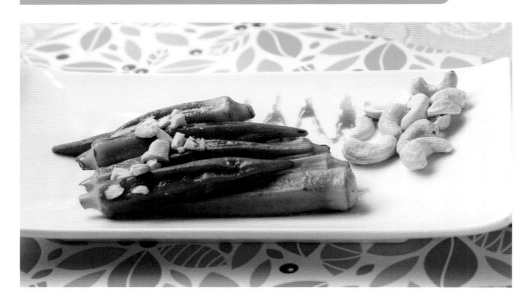

作法：

❶秋葵洗淨瀝乾，蒂頭切短再從邊緣削去粗纖維。

　小技巧：表皮絨毛可用少許粗鹽輕輕搓洗，再清洗乾淨。

❷中大火煮開500cc水，秋葵下鍋燙煮3-5鐘。

　小技巧：嫩秋葵燙煮時間可縮短，煮太久軟爛口感不佳。

❸煮好秋葵立即浸入加冰塊的冷開水。

　小技巧：快速冷卻可保持翠綠。

❹堅果置入塑膠袋，用玻璃瓶碾壓成碎顆粒。

❺昆布醬油加山葵攪拌均勻。

　小技巧：不喜歡山葵嗆辣可不添加。

❻秋葵瀝乾擺盤，淋上醬汁，撒上堅果碎顆粒、白芝麻。

　小技巧：建議選擇2-3種堅果（核桃、腰果、杏仁、南瓜仔都可）。

熱量（大卡）	蛋白質（公克）	脂肪（公克）	醣類（公克）	鈉（毫克）	鉀（毫克）
109	3.8	6	10	200	250

 營養師的叮嚀：

　　秋葵因富含水溶性膳食纖維的特性，吃起來帶有滑滑的黏性，而且秋葵也富含鉀和鈣質，每100公克的鈣質高達93毫克，鉀和鈣都可幫助降血壓，另外也富含維生素A及β-胡蘿蔔素。

　　至於秋葵對於降血糖主要的功效成分，在於其含有的類黃酮營養素成分——「異槲皮素」（isoquercetin）， 此成分會抑制我們體內的葡萄糖苷酶的作用，所以會抑制食物的糖分不被分解，糖分如果沒有被分解成單糖——葡萄糖，腸道就不會吸收，血糖自然就不會上升；而其富含的水溶性膳食纖維，也可幫助延緩飯後血糖的上升。

　　最近也有國內的學者透過臨床人體實驗發現，一個人若每天吃16根秋葵（約含有200微克的異槲皮素），可達到明顯降血糖的效果。站在預防醫學的立場來看，血糖偏高或甚至血糖正常的民眾，平時可以多吃秋葵作為保健，但已有糖尿病的病患，則絕對不能以「食用秋葵」的方式來取代藥物；尤其是年紀較大腎臟退化或已經腎功能不佳的病患，因為秋葵的鉀含量高，無論是飲用秋葵泡的水或是直接食用秋葵，大量攝取鉀離子對腎臟而言反而是一種負擔。

★日式昆布醬油的含鈉量因每家廠商製作方法不同，其所含鈉量也不盡相同。大部分醬油的營養標示每一份量會以10毫升來計算營養成分，基本上若每10毫升的鈉含量小於300毫克（mg），所含的鹽分較低。至於如何看懂營養標示的內容，可參考〈第二章P.37：認識食品營養標示來了解食品平均含鈉（鹽）量〉。

副菜／全素

抑制血小板凝聚、防止血栓形成

猴頭菇白果燉牛蒡

　　白果和大家熟知的銀杏是不同的，它是銀杏的種子。

　　新鮮白果不容易購買，中藥行以及南北雜貨都能買到乾製品，選購時要注意的是，乾製品顏色應是淺褐色，若是太過鮮豔或白皙，就可能有經過漂白，吃多了對身體反倒有害。

　　白果具有微量毒性，不可生食，不過還是利大於弊。只要記得料理前充分清洗浸泡、多換幾次水，並且汆燙，就能排除這些毒性。

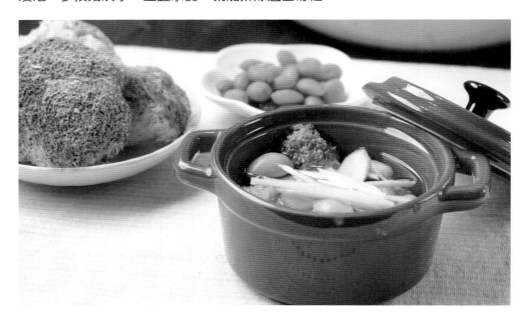

材料：3人份

猴頭菇（泡發完成）⋯⋯⋯	100g	冰糖⋯⋯⋯⋯⋯⋯⋯⋯⋯⋯	1匙
白果⋯⋯⋯⋯⋯⋯⋯⋯⋯	30g	植物油⋯⋯⋯⋯⋯⋯⋯⋯⋯	1匙
牛蒡⋯⋯⋯⋯⋯⋯⋯⋯⋯	1支	胡椒粉⋯⋯⋯⋯⋯⋯⋯⋯	1／2匙
薑⋯⋯⋯⋯⋯1塊（大小隨意）		水⋯⋯⋯⋯⋯⋯⋯⋯⋯⋯	8.5杯
鹽⋯⋯⋯⋯⋯⋯⋯⋯	2／3匙		

鹽分1.1公克／每一人份

作法：

❶白果洗淨泡水4小時，煮一大碗水，白果入鍋小火煮5分鐘，撈出再漂洗。

❷薑洗淨切絲。牛蒡洗淨分段去皮，削除外皮浸泡水中，分批切薄片。

小技巧：牛蒡泡水可避免氧化。

❸白果、猴頭菇、牛蒡入電鍋內鍋，加水7杯。

❹電鍋外鍋加水1.5杯，按下開鍋燉煮。

小技巧：冬天可加老薑一起燉煮。

❺烹煮完成即加入嫩薑絲、鹽、冰糖、油，外鍋再加水1／4杯煮開。

❻食用前撒胡椒粉。

猴頭菇處理程序：

❶猴頭菇清洗兩、三次，加水淹過，浸泡1小時換水。

❷兩小時後再換水，共兩次，總共泡水5小時。

小技巧：每次換水須將猴頭菇吸飽的水擠壓出來，再重新加水。

❸蒂頭切除，菇瓣分撕成小塊，置入湯鍋，加水淹過，大火煮開後，改小火續煮20分鐘。

小技巧：撕一小塊試吃是否還有濃重苦味，若有，則重新換水再煮十分鐘。

❹撈出猴頭菇加冷水浸泡涼透，擰乾水分即完成。

熱量（大卡）	蛋白質（公克）	脂肪（公克）
74	1.5	2
醣類（公克）	鈉（毫克）	鉀（毫克）
12.4	445	155

營養師的叮嚀：

猴頭菇不僅是含高鉀及豐富蛋白質的菇類食材，含有多種胺基酸和多醣體，不僅能幫助修復腸胃道的黏膜，改善腸胃潰瘍，也能幫助提高免疫力。

牛蒡屬於高纖、高鉀和高鎂的蔬菜，對於血壓及血糖的穩定都很有幫助。

銀杏果主要成分為白蛋白、天門冬酸（Aspartic acid）、球蛋白等，每100公克的銀杏果含有500毫克以上的鉀，也屬於有利於穩定血壓的高鉀食材；中醫一般用來止咳平喘。

銀杏本身主要的保健功效在抗氧化與促進血液循環的「銀杏葉的萃取物」，而白果是指銀杏果，是「銀杏的種子」。「銀杏葉萃取物」的主要功效成分為類黃酮類物質（Ginkgoflavon）及二萜類化合物（GinkgolideA、B、C、M）。類黃酮物質能幫助增加血液的流動性，達到改善末梢血液流通障礙及腦血管循環不良等問題；二萜類化合物有抑制血小板凝聚、防止血栓形成的功效。不過目前國內健保署仍認為，銀杏葉萃取物的療效尚無一致性證據；歐美的研究也發現，銀杏無法減緩老人認知功能的退化，更無法防止或治療阿茲海默症。

副菜／植物五辛素

促進血液循環，提高新陳代謝

塔香蒜炒海茸

　　挑選海茸必須注意，聞起來除了非常淡的海味，不會有腥味，按壓容易捏碎，或是看起來就是軟爛，就表示不夠新鮮，千萬別購買。

　　許多人看海茸硬邦邦總以為要燜煮很久，但總是煮不爛，其實，海茸不像海帶要滷、要燜，只需快炒個五分鐘就能熟透，若怕口感太硬、咬不動，再多煮兩、三分鐘即可。

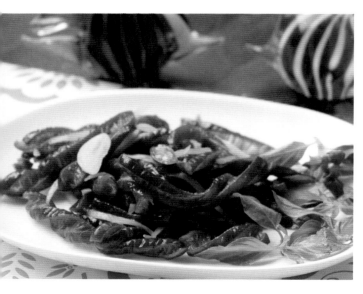

材料：2人份

海茸	150g
醬油	2匙
冰糖	1/4匙
蒜頭	2顆
嫩薑	一小塊
九層塔	一把
辣椒	少許
油	1匙

鹽分1.2公克／每一人份

作法：

❶海茸洗淨切小段。蒜頭去皮洗淨切片。

　小技巧：海茸切約5cm長，較容易炒，也方便入口。

❷薑洗淨切絲。辣椒洗淨切末。

❸九層塔取嫩葉及新鮮葉片，洗淨。

❹炒鍋開小火，加油爆香蒜片、薑絲、辣椒。

❺海茸下鍋立即加水1/3杯、醬油、冰糖。

❻中火煮開，持續翻炒約5分鐘，水分略收。

❼加九層塔拌炒兩下立即熄火。

　小技巧：九層塔容易氧化變黑，不宜翻炒太久。

熱量（大卡）	蛋白質（公克）	脂肪（公克）	醣類（公克）	鈉（毫克）	鉀（毫克）	鈣（毫克）
77	--	2.5	8.3	485	52	130

營養師的叮嚀：

　　此道菜的海茸和九層塔都屬於高鈣的食材，海茸每100公克的鈣含量約160毫克，不過海茸的鈉含量較高，建議一個人一餐的攝取量應不超果一般家裡飯碗的一平碗份量，才不會攝取過多的鹽分。

　嫩薑比老薑更適合體質燥熱的人，研究顯示，生薑含有一種抗氧化的成分「薑辣素」（Gingerol），可促進血液循環，提高新陳代謝，不僅可幫助減重，也可幫助身體發汗、去除濕氣，生薑皮對於利水消腫作用也較強。老薑則比較辛辣溫熱，若容易嘴破、便祕、痔瘡體質較燥熱的人，可以用溫和的嫩薑來取代。

　此道菜裡的九層塔和嫩薑都是高鉀的食材，除了可幫助穩定血壓，九層塔裡所含的「右旋檸檬烯」成分，俗稱d-檸檬油精（D-limonene），具有化學防癌的作用，可預防、抑制及復原癌症；根據國內一項高醫大的研究（注）顯示，九層塔粗抽物裡的部分已知成分，也具有良好抗病毒及抗癌的活性。

（注）研究資料來源：「九層塔及相關成分之抗病毒及抗癌研究，高雄醫學大學醫學研究所／鄭珮妏（2002 / 01 / 01）。

抗氧化預防三高

涼拌芝麻牛蒡

　　涼拌牛蒡一點也不難，為避免口感粗糙，可不能像燉湯一樣隨意切片，得盡量片薄，這不需要有多好的刀工，只需用廚房常備工具就能做到。

　　市售的涼拌牛蒡價格不便宜，且大多過甜，為增加香氣，添加了過量香油，較油膩，雖然片薄較費時，但自己做除了調味料可斟酌減量，也可以不需要加過量的芝麻香油，避免攝取過多的油脂，這些好處是很難被取代的。

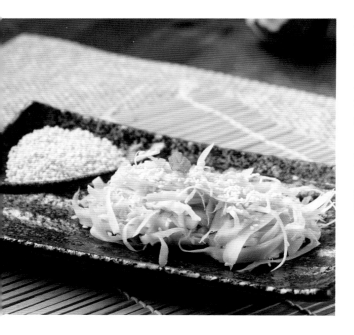

材料：3人份

牛蒡	1根
熟白芝麻	2匙
鹽	1/4匙
無糖果醋	1-1.5大匙
檸檬汁	2大匙
白砂糖	2匙
芝麻香油	1匙

鹽分0.4公克／每一人份

作法：

❶ 準備一小鍋水加檸檬汁。

❷ 牛蒡洗淨切長段，分別用薄型削皮刀去皮，浸泡檸檬水中。

　　小技巧：牛蒡去皮後容易氧化，浸泡檸檬水可避免變黑。

❸ 每一段牛蒡分別用削皮刀削成薄片，一樣浸泡檸檬水。

　　小技巧：牛蒡不容易削薄，若剩一小截可改用刀子斜切薄片。

❹ 煮開一小鍋水，改小火，此時撈出牛蒡入鍋煮，至少煮15分鐘，取出瀝乾。

　　小技巧：煮牛蒡湯汁就是牛蒡茶，可加少量白砂糖調味當茶飲。

❺ 牛蒡趁熱加入鹽、砂糖、白芝麻及芝麻香油，拌勻。

❻ 等候完全涼透再加入果醋攪拌，可立即食用。

　　小技巧：未食用完冷藏保存，取出即可食用。

熱量（大卡）	蛋白質（公克）	脂肪（公克）	醣類（公克）	鈉（毫克）	鉀（毫克）
65	1.1	2.7	9.1	166	182

營養師的叮嚀：

　　牛蒡屬於高纖的蔬菜，每100公克含有高達5公克的膳食纖維，能促進腸道蠕動，排便順暢；而且牛蒡除了鉀、鎂和鈣的含量較高以外，每100公克牛蒡的鉀離子含量高達350毫克；此外更含有多種多酚類植化素成分，能幫助提升肝臟的代謝與解毒功能，以及促進血糖和血脂的代謝，對於有三高的民眾是很建議的食材。

　　白芝麻是屬於高鉀、高鎂，且富含抗氧化物質維生素E的堅果種子，若要吸收到芝麻完整的營養素，建議料理時可添加由白芝麻壓榨製成的香油或麻油，因為完整的白芝麻顆粒，外面有一層較硬的薄膜，比較難攝取到芝麻裡完整的營養素。

　　這道料理使用「無加糖」的果醋，不僅可增添風味也可促進食慾，而且無加糖的果醋熱量和糖分都極低，不會有攝取過量的問題。一般市售的含糖果醋大多是直接稀釋飲，於餐後飲用，雖然可幫助消化促進代謝，但其糖分和熱量較高，若想每日飲用果醋來保健的人應注意避免攝取過量的糖分，胃不好的人也建議儘量不要空腹喝醋，才不會還沒達到保健的目的，反而先傷到胃或引起血糖上升了。

副菜／素食＆高纖

降壓護心，預防壞膽固醇上升

涼拌銀芽

銀芽也就是綠豆芽，因為拔除頭尾後只剩下雪白芽肉，因此有這美麗的稱號。

不過若想吃到綠豆芽全部的營養，建議還是保留頭尾。建議大家，若不想買到「品質不良」的綠豆芽，記得太過潔白、太過肥胖，甚至沒有芽根的，都不是正常的芽菜，最好不要選購。

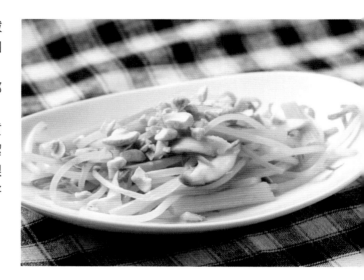

材料：2人份

綠豆芽……………………… 100g	味醂…………………………… 2匙
胡蘿蔔……………………… 1／4段	胡椒粉……………………… 1／4匙
鮮香菇……………………… 5朵	芝麻香油…………………… 1匙
芹菜………………………… 1棵	
原味烤堅果………………… 2大匙	
鹽…………………………… 1／3匙	

> 鹽分0.9公克，膳食纖維3.5公克／每一人份

作法：

❶綠豆芽挑除根鬚，洗淨。胡蘿蔔去皮切絲。

　小技巧：若不介意視覺差，芽根可不去除。

❷鮮香菇洗淨切絲。芹菜去根除葉，洗淨切末

❸堅果置入塑膠袋，擀麵棍碾碎成顆粒狀。

❹煮開2碗水，胡蘿蔔、鮮香菇下鍋汆燙1分鐘。

❺加綠豆芽、芹菜再燙約30秒，撈出。

　小技巧：芽菜燙太久會變色、軟爛。

❻取燙蔬菜水3大匙加鹽、味醂、胡椒粉及香油拌勻。

❼燙好蔬菜加入前述調味料拌勻，撒上堅果即完成。

　小技巧：冬日可熱食。夏日可將拌好蔬菜冷藏，食用前再加堅果。

延伸閱讀：《電鍋料理王》第166頁〈銀芽拌雞絲〉。

熱量（大卡）	蛋白質（公克）	脂肪（公克）	醣類（公克）	鈉（毫克）	鉀（毫克）
135	4.5	7.5	12	346	350

營養師的叮嚀：

　　吃起來清爽的綠豆芽因富含水分且不會太硬，且每100公克含有接近100毫克的維生素C、80毫克的鈣和135毫克的鉀，是很適合牙口較不好、水分攝取較不足，以及骨質疏鬆高危險群的老人食用。在一項疾病動物模式的實驗中也發現，利用綠豆芽在發芽過程中，其所含的蛋白質經酵素水解而生成的小分子胜肽類成分來餵食高血壓大老鼠，其高血壓的情況有明顯獲得改善的效果，所以價格親民的綠豆芽對於血壓的改善反而是小兵立大功的角色！

　　香菇是平常料理中很常見的食材，富含許多對降血壓有益的營養素，而且香菇在曬乾之後的營養價值較高，每100公克的香菇曬乾之後，其所含的蛋白質含量會增加7倍、膳食纖維增加9倍，鉀、鎂、菸鹼酸和維生素D含量也都會增加近8倍，鈣更增加11倍，B群的含量也會大幅的增加，維生素D的增加更能提升鈣的吸收，進而提升降血壓的效果，因此建議高血壓的民眾可以多選用曬乾的香菇來入菜。此外，香菇含有的「香菇嘌呤」成分是一種抗氧化物，有助於預防壞膽固醇的上升。

　　此道食譜所使用的腰果，是堅果類當中鉀、鎂、鋅離子及礦物質「硒」含量較豐富的一種，小孩及孕婦比較容易會缺乏「硒」，人體若長期缺乏「硒」會產生肌肉痠痛、心肌病變、充血性心臟病等症狀。

　　味醂是很建議血壓較高的人使用的低鹽調味料，其甜味能幫助帶出食材的風味，幫助減少鹽分的攝取。

副菜／素食

控制體重，擴張血管

香芹拌海帶絲

　　海帶種類很多，口感上也略有差異，有的適合滷或煮，有些涼拌或炒就很好吃。

　　海帶絲就很適合涼拌及熱炒，不但好料理，大眾接受度也高，因此小吃攤上也常見到它。

　　這道料理我採用涼拌，同樣的食材也可以水炒方式料理，差別只在涼拌得先汆燙食材再拌醬汁，水炒法則在炒鍋加少量水，分批將食材入鍋炒煮熟透，再加入所有調味醬汁及香料，兩種方式隨個人喜好做調整。

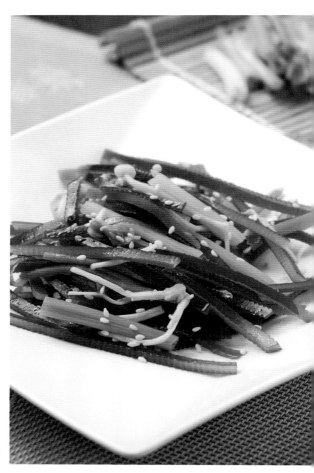

材料：2人份

海帶絲⋯⋯⋯⋯⋯⋯⋯⋯⋯	100g
胡蘿蔔⋯⋯⋯⋯⋯	1／4段（約40g）
芹菜⋯⋯⋯⋯⋯⋯⋯	1棵（約30g）
金針菇⋯⋯⋯⋯⋯	1／2把（約30g）
嫩薑⋯⋯⋯⋯⋯⋯⋯⋯⋯	3片
熟白芝麻⋯⋯⋯⋯⋯⋯⋯	1匙
醬油⋯⋯⋯⋯⋯⋯⋯⋯⋯	1匙
糖⋯⋯⋯⋯⋯⋯⋯⋯⋯⋯	1／4匙
香油⋯⋯⋯⋯⋯⋯⋯⋯⋯	1／4匙
水⋯⋯⋯⋯⋯⋯⋯⋯⋯⋯	500cc

鹽分0.6公克，膳食纖維2.4公克／每一人份

作法：

❶海帶洗淨切約8cm長段。

　小技巧：海帶絲切太短會不容易夾取。

❷胡蘿蔔去皮切絲。金針菇去根，切段。

❸芹菜去根、葉，切段。嫩薑洗淨切絲。

❹煮開約500cc水，改中火。

❺先加入胡蘿蔔、海帶絲燙煮約3分鐘，取出。

❻芹菜、金針菇下鍋汆燙約1分鐘，撈出。

　小技巧：嫩薑可生食，若需冷藏儲存備用，建議下鍋汆燙10秒。

❼取兩大匙燙煮湯汁加醬油、砂糖攪拌均勻。

❽燙好食材加入醬油糖水、香油、白芝麻，攪拌均勻即可食用。

　小技巧：夏日可冷藏冰鎮，隨時取出食用。

熱量（大卡）	蛋白質（公克）	脂肪（公克）
45	--	1.2
醣類（公克）	鈉（毫克）	鉀（毫克）
5.2	235	250

營養師的叮嚀：

　此道料理的主角海帶絲是高纖且富含碘的食材，對於有缺碘性甲狀腺腫大的患者，建議可以多攝取富含碘的海產類食材，例如紫菜、貝類或蝦蟹類，而長期缺碘也容易導致疲倦、代謝下降、膽固醇容易上升及甲狀腺功能低下的症狀產生。不過海帶絲因為鹽分含量稍微偏高，有高血壓的人也要避免大量攝取！

　金針菇除了富含鉀離子以外，更含有豐富的蛋白質，其所含的「β-聚葡萄醣」及「金針菇素」成分，對體重控制及血糖血脂的改善有輔助的功效；若是家裡有吃素的人，建議可以在此道料理中添加豆腐皮來增加蛋白質的攝取量。

　芹菜除了富含鉀以外，所含的「芹菜素」可幫助血管擴張及神經的舒緩，而且芹菜每100公克的鈣離子也高達80公克，然因烹煮加熱易造成鉀離子的流失，若能將芹菜洗淨之後生吃，或打成蔬果汁直接食用，對於降血壓的效果會更優。臨床上也遇過高血壓患者，每日都飲用一杯自製的芹菜蔬果汁（芹菜約飯碗七分滿，水果半平碗），並同時調整成清淡低鹽飲食，執行約一個月後發現，即使暫停服用血壓藥，其血壓也能維持在正常的範圍之內。

副菜／素食＆高鉀、高纖

高鉀、高纖，補充DHA

玉米炒枸杞山藥

　　我不是素食者，但是從小看著媽媽吃素，對素食餐點多少會研究一下。非常厭惡加工素食品，因此煮給媽媽吃的素食餐99%都使用天然食材，偶爾才會添加極少量用天然食材做的加工品。

　　很多人對於素食總有個誤解，沒味道、難吃、油膩膩，都是豆制加工品。其實只要懂得使用搭配食材，雖然是素食、蔬食餐點，一樣可以清爽又很有味道。

　　就像這一道完全不含加工品，還增加適量未經烘烤過的堅果，鮮甜、清爽不油膩而且料理時間也非常快速。

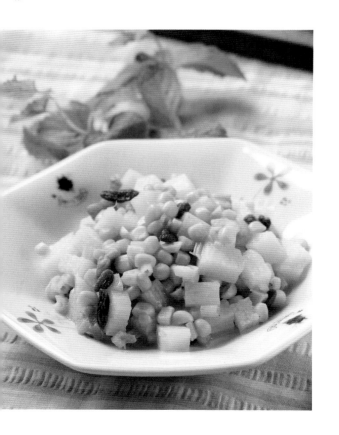

材料：2人份

玉米⋯⋯⋯⋯⋯⋯⋯⋯⋯	1條
山藥⋯⋯⋯⋯⋯⋯⋯⋯⋯	100g
枸杞⋯⋯⋯⋯⋯⋯⋯⋯⋯	1大匙
碎核桃⋯⋯⋯⋯⋯⋯⋯⋯	1大匙
鹽⋯⋯⋯⋯⋯⋯⋯⋯⋯⋯	1/4匙
芹菜⋯⋯⋯⋯⋯⋯⋯⋯⋯	1棵
白胡椒粉⋯⋯⋯⋯⋯⋯⋯	少許
油⋯⋯⋯⋯⋯⋯⋯⋯⋯⋯	1大匙
水⋯⋯⋯⋯⋯⋯⋯⋯⋯	1／2杯

鹽分0.6公克，膳食纖維5.7公克／每一人份

作法：

❶玉米去外皮洗淨，直立削下玉米粒。

❷芹菜去根、去葉片，洗淨切末。

❸山藥去皮洗淨切小丁。

　小技巧：最好戴上手套以免去皮過程產生搔癢。

❹枸杞洗淨瀝乾。

　小技巧：多漂洗幾次，可去除不好物質。

❺炒鍋開小火，油、核桃下鍋略微炒香。

　小技巧：乾品生核桃略炒一下可保留脆口。

❻玉米粒下鍋拌炒幾下，改中火，加水1/2杯煮開。

❼滾煮約3分鐘，玉米粒煮熟。

❽山藥、枸杞、核桃下鍋快速拌炒約2分鐘。

　小技巧：山藥容易熟，快炒可保留脆口，若給長輩食用可再煮軟一些。

❾加芹菜末，鹽、胡椒調味拌勻。

熱量（大卡）	蛋白質（公克）	脂肪（公克）	醣類（公克）	鈉（毫克）	鉀（毫克）
230	5.5	11	26.5	250	614

營養師的叮嚀：

　　此道料理適量添加了好的油脂來源——核桃，不僅含有對降血壓有幫助的高鉀和高纖成分外，更含有豐富亞麻油酸（ω-6脂肪酸）及可在人體轉變成DHA的次亞麻油酸（ω-3脂肪酸）成分。

　　相信大家應該都聽過DHA對嬰幼兒腦部和神經功能發育有\幫助的效果，不過很多人都以為只有「魚油」裡才含有DHA，其實堅果類的核桃就含有不少可生成DHA的「次亞麻油酸」成分，建議素食的孕婦媽媽可多攝取核桃來補充DHA的來源。

　　玉米和山藥，都是含醣分的澱粉類食物，血糖偏高的人若食用此道料理的份量達到半碗，應同時減少約四分之一碗的飯量，才不會造成飯後血糖過高。山藥本身的黏滑性能包覆腸道內的食物，可溶性纖維也能延緩胃的排空，使醣分在體內被吸收的速度較慢，因此能避免飯後血糖的快速上升。

　　建議高血壓的人應多攝取各種「不同種類」的食物，避免「單一」的食用某種食物，並諮詢營養師或醫師，才能透過正確的食物選擇及均衡飲食，來達到維持健康和改善疾病的成效。

副菜／全素＆低油，高纖，低熱量

高鈣鎂的降壓料理
鳳梨炒雙耳

　　鳳梨是夏天盛產的熱帶水果，酸酸甜甜很受大眾喜愛，最奇妙的是，無論鮮食、打果汁、熬果醬、冰凍雪泥、熬煮做冰棒，就連搭配料理都有不同的風味。

　　很少有水果像鳳梨這樣適合料理，既不顯得突兀，也能提升料理的風味，「鳳梨蝦球就是台菜中一道知名餐點，主要是以鳳梨的香與酸甜讓鮮蝦更添美味，另有特殊風味的菠蘿飯也有喜愛的族群。

延伸閱讀：想了解鳳梨的其他運用，請見《30分鐘，動手做健康醬》第38頁〈香蕉鳳梨薄荷果醬〉、50頁〈熱帶風情芒果鳳梨果醬〉及66頁〈鳳梨冬瓜果醬〉。

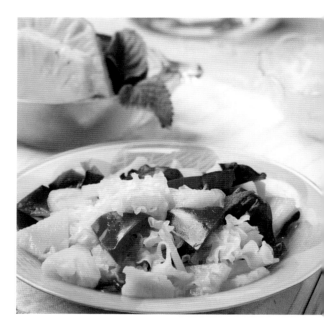

材料：3人份

鳳梨	150g	嫩薑	1塊
黑木耳	2片	植物油	1大匙
新鮮白木耳	5片	鹽	1/3匙
紅甜椒	1/2顆	糖	1/4匙

鹽分0.6公克，膳食纖維3公克／每一人份

作法：

❶鳳梨去皮，鳳梨眼削除，鳳梨心切細絲，果肉切粗絲。

❷甜椒洗淨去籽，切絲。嫩薑洗淨切絲。

❸黑木耳去蒂頭洗淨切絲。白木耳洗淨切寬條。

　小技巧：若無新鮮銀耳，可用乾品浸泡30分鐘，切蒂頭再切寬條。

❹炒鍋起鍋開小火，加油脂1大匙炒香薑絲，黑木耳入鍋略炒立即加水1/3杯。

❺改中火拌炒約3分鐘，加白木耳、鳳梨快炒出酸香味。

❻加鹽、冰糖調味，再加甜椒炒熱即可起鍋。

　小技巧：甜椒可生食，不須炒太久，若不習慣生食，再炒約2分鐘。

熱量（大卡）	蛋白質（公克）	脂肪（公克）	醣類（公克）	鈉（毫克）	鉀（毫克）
82	0.7	3.3	12	225	190

營養師的叮嚀：

　　白木耳俗稱「銀耳」，和黑木耳一樣都是屬於高纖且耐熬煮、營養素不易被破壞的食材。

　黑木耳所含的降壓營養素成分除了鉀離子的含量較低外，其所含的鈣、鎂和膳食纖維都比白木耳來的高，因此很適合腎臟退化或已經洗腎，需要限制鉀和磷攝取的病人選用，並建議以黑木耳來取代其他含高鉀的蔬菜。因為腎功能不佳的患者若攝取過多的鉀和磷，其腎臟無法代謝排出，而體內若累積過多的鉀和磷會造成身體的不適。

　　然而，對於腎功能正常、單純血壓高的民眾而言，無論是白木耳或是黑木耳都建議可食用。木耳本身富含的多醣體，能幫助腸道益生菌的生長，有助於維持腸道的健康；且膳食纖維及植物性膠質也能減少膽固醇及醣分被腸道吸收，有助於維持血糖穩定。

　　此道菜的主角─鳳梨，因農業不斷的進步及品種的改良，其甜度與所含的鉀離子含量也隨之增加，近年來市場上產量比較多的牛奶鳳梨，其鉀含量也較一般品種的鳳梨高，對於血壓偏高的人是較適合推薦的品種。其實鳳梨的含糖量不低，每100公克含糖量有15公克，所以血糖偏高的人應避免攝取過量。有關甜椒的營養價值可參考〈泰式涼拌雞絲〉。

副菜／植物五辛素＆高鈣，適量纖維

避免膽固醇上升，穩定代謝

滷香菇蘿蔔

　　大家對於滷味的印象應當都是雞翅膀、雞腿或內臟，其實很多根莖蔬菜用滷的也非常好吃，像是白蘿蔔、竹筍等，不是只有煮湯好吃，用滷的不僅好吃也很下飯。

　　有些人習慣炒糖色再滷，但我總覺得味道太甜，因此還是習慣醬油加微量冰糖，再加上多種辛香料，就算沒有任何肉類，這一鍋滷汁味道也可以很香甜。

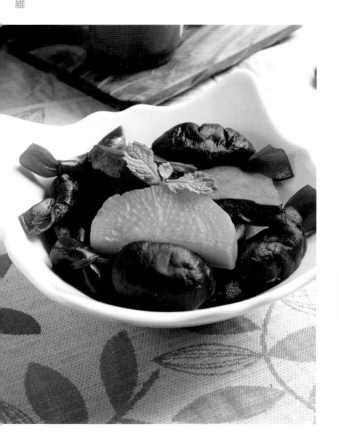

材料：4人份

白蘿蔔	1條約600g
乾香菇	8朵
豆干	4片
海帶結	100g
蒜頭	5顆
薑	3片
醬油	3大匙
蔥	3根
冰糖	1／2匙
香油	1匙
水	約6杯

鹽分1.8公克，鈣350毫克，膳食纖維5.8毫克／每一人份

作法：

❶乾香菇洗淨泡水30分鐘，取出梗切除。

❷白蘿蔔洗淨去皮，對切再切1cm厚片。

　小技巧：蘿蔔切厚片口感較甜，也不會糊爛。

❸豆干洗淨。海帶結洗淨瀝乾。辣椒洗淨切末。

❹蒜頭去皮洗淨。蔥去根洗淨，2根切長段，1根切末。

❺滷鍋加水約6杯、醬油、冰糖、蒜頭、蔥段小火煮開3分鐘。

❻白蘿蔔、香菇、豆干加入滷汁鍋、蓋鍋蓋滷汁再滾，計時約20分鐘。

❼掀蓋觀察，白蘿蔔翻面，其他食材也翻動一下，再煮約15分鐘。

　小技巧：小心翻面，別把蘿蔔弄碎爛。

❽海帶結下鍋確實浸入滷汁，再煮約10分鐘。

　小技巧：海帶結煮太久容易軟爛破裂。

❾滷好食材裝盤，取1碗滷汁加香油、辣椒拌勻淋上，灑蔥末。

熱量（大卡）	蛋白質（公克）	脂肪（公克）	醣類（公克）	鈉（毫克）	鉀（毫克）
150	10.5	3.4	19.5	700	650

營養師的叮嚀：

　　海帶結不僅含有碘及膳食纖維，其所含的鈣質及鐵質含量都較海帶絲來的高，每100公克含有75毫克的鈣質，也算是一種高鈣的海藻類蔬菜。長期缺碘會導致人容易感到疲倦、代謝下降且膽固醇容易上升，不過，要特別注意的是，海帶類的食材通常含鈉量較高，食用過多也會攝取到過多鹽分導致血壓的上升，因此，在烹調或滷製的過程中，要避免加太多的醬油，建議可使用低鹽的醬油（有關醬油的建議可參考〈【附注一】高鹽分的食品及調味料整理〉）。

　　市面上充斥著許多黑心的假海帶，或是有添加硫酸鋁或工業級碳酸氫銨的加工海帶，在挑選時，應儘量避免摸起來太光滑、有脆度、看起來太厚或顏色太綠的海帶，建議最好是自己買乾海帶回家泡水，先浸泡鹽水1-2個小時，再以清水洗，並可以多沖幾次水來幫助稀釋掉海帶本身的鹽分。

　　白蘿蔔和乾香菇都是對降血壓很有幫助的蔬菜，有關白蘿蔔的營養可參考〈蘿蔔玉米丸子湯〉，乾香菇可參考〈涼拌銀芽〉。另有關豆干的營養價值可參考〈薑黃肉醬乾拌麵〉及〈番茄燒雞肉豆腐〉。

　　此道滷味要盡量注意避免使用太多的醬油，才不會因為隨著滷製的時間越久，食材本身反而吸收到更多的鹽分。

湯品／葷食

提供降壓所需優質蛋白質

土魠魷魚羹

　　土魠魚羹、魷魚羹都是台灣知名小吃，這對於高血壓患者來說味道太重了，鈉含量會太高，但自己煮，除了食材新鮮之外，還可控制調味得濃淡。

　　購買泡發魷魚記得聞聞看是否有濃重腥味，是否有化學藥味，厚度要夠，按壓扎實不軟爛。此外，若不得已必須外食，請記得別再加沙茶醬或辣椒醬。

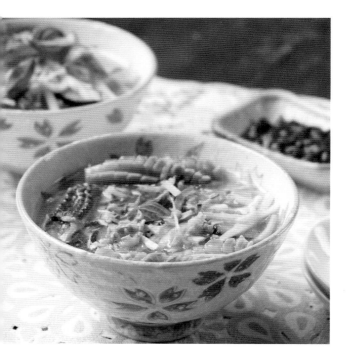

材料：3人份

小型竹筍	1支
土魠魚	150g
泡發魷魚	150g
乾香菇	3朵
胡蘿蔔	一小段
金針菇	1/2把
九層塔	一小把
炸蒜酥	1匙
鹽	1/2匙
自製柴魚粉	2匙(6g)
木薯粉	4匙
烏醋	2匙
香油	少許
水	1200cc

（每一人份）鹽分1.3克

作法：

❶ 香菇洗淨泡水30分鐘，切除蒂頭，菇柄切絲。

❷ 魷魚洗淨表面斜切花紋再切塊。胡蘿蔔去皮切絲。

❸ 煮開兩碗水，汆燙魷魚，撈出瀝乾。

　　小技巧：魷魚先汆燙過可去除腥味。

❹ 竹筍去殼消除底部粗纖維，橫切0.2cm薄片再切絲。

❺ 金針菇切除根部約2cm，洗淨切段。九層塔挑下葉片洗淨。

❻ 湯鍋加水8杯，加竹筍絲、香菇絲，蓋鍋
　　蓋大火煮開，小火續煮20分鐘。

❼ 胡蘿蔔下鍋滾煮3分鐘，改中火。

❽ 土魷魚洗淨，瀝乾切片，裹上木薯粉，
　　攤開入鍋，不要翻動。

　　小技巧：魚裹粉才不容易碎爛，熟成前
　　不翻動才不會掉粉。

❾ 水再滾加入金針菇、魷魚、蒜酥。木薯
　　粉2匙加水2匙拌開，淋入湯裡勾芡。

❿ 鹽、柴魚粉加入調味，熄火，加香油、
　　烏醋及九層塔。

柴魚粉製作：

❶ 柴魚片100g置入調理機攪打成粉末，可
　　添加1大匙冰糖一起攪打。

❷ 填裝入瓶罐，冷藏保存。

炸蒜酥：

蒜頭5顆去皮切細末，炒鍋開小火加入2大
匙油，冷油加入蒜末，持續翻炒至淺褐色
撈出蒜酥。

延伸閱讀：《30分鐘，輕鬆做無油煙烤箱料理》第
82頁＜燒烤蒜酥＞

熱量（大卡）	蛋白質（公克）	脂肪（公克）
121	15	5
醣類（公克）	鈉（毫克）	鉀（毫克）
4	533	480

營養師的叮嚀：

　　土魷魚又稱鰆魚，每100公克含
鉀320公克，脂肪10公克，蛋白質
19公克，而鈉只有54毫克，算是低脂低
鈉高鉀，對於降血壓極有幫助的優質蛋白
質來源；而魷魚富含牛磺酸，牛磺酸可幫
助紓緩交感神經，有幫助穩定血壓的功
效，要小心的是泡發魷魚的含鈉量較高，
若攝取較多也會造成鹽分攝取過量喔！

　　金針菇和竹筍都屬於含高鉀的高纖蔬
菜，竹筍含的粗纖維較多，有腸胃潰瘍
或消化系統疾病的人，比較不建議大量
食用；而金針菇所含的膳食纖維除了能
幫助清除腸道的毒素，也能預防便祕及
降膽固醇！

　　羹湯屬於高升糖指數的勾芡類食物，
食用完之後較容易造成血糖上升，建議
血糖偏高的糖尿病患者，應避免經常食
用此類的湯品喔！

湯品／葷食

穩定血壓，改善便祕

山藥鮮魚湯

　　台灣四面環海漁產豐富，而且隨著養殖業的發達，七星鱸魚、加州鱸魚、銀花鱸魚……透過養殖，都有豐富的產量，一條魚視大小價格約在100-200元之間，一般人都能買得起，且新鮮美味。

　　山藥也就是四神湯裡面的淮山，差別在山藥是新鮮品，淮山是乾製品，山藥去皮時會有黏性，容易造成皮膚搔癢，所以去皮時戴上手套就能避免。

材料：2人份

山藥	200g
鱸魚	1條
台灣小紅棗	8顆
枸杞	2大匙
薑	1塊
純米酒	1匙
鹽	1/2匙
水	1300CC

鹽分0.5公克／每一人份

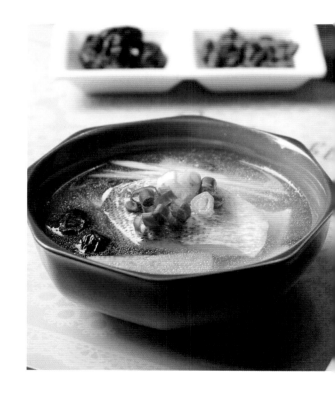

作法：

❶紅棗洗淨，泡水1小時，取出分別切一刀。

❷枸杞洗淨瀝乾。薑洗淨切絲。

❸鱸魚脊椎兩側血管用刀劃開洗淨，魚切塊。

❹山藥去皮洗淨，切0.2cm薄片。

　小技巧：去皮時戴上手套可避免皮膚搔癢。

❺紅棗加水煮開，小火續煮約20分鐘。

❻改中大火，魚、山藥、枸杞入鍋煮開，改小火滾煮約10-13分鐘。

❼薑絲、鹽加入續煮1分鐘，加米酒即可熄火。

熱量（大卡）	蛋白質（公克）	脂肪（公克）	醣類（公克）	鈉（毫克）	鉀（毫克）
148	17.5	1.5	16.5	218	500

營養師的叮嚀：

　　山藥是富含鉀離子的澱粉類食材，山藥黏液裡富含水溶性纖維，能幫助延緩醣分的吸收及減緩血糖上升的速度。山藥的特殊成分「薯蕷皂苷」（diosgenin），在細胞或動物實驗中發現，有抑制腫瘤細胞、調節體內氧化壓力及改善血脂肪濃度的效果，而且山藥含有天然植物性荷爾蒙成分，有助於改善更年期婦女因賀爾蒙缺乏而產生的更年期症狀，唯獨須注意的事，山藥是澱粉類的食材食用後會轉變成醣類，因此血糖偏高的人若要攝取應與白飯來做替換。

　　鱸魚是低脂高蛋白且富含維生素A的優質蛋白質來源，脂溶性維生素A是我們人體必需的維生素之一，主要的功能包括維護視力、骨骼生長、強化免疫功能及抵抗細菌與病毒的感染。

　　紅棗的鉀離子含量極高且膳食纖維豐富，每100公克含有高達600毫克的鉀及7.5公克的膳食纖維，可幫助穩定血壓改善便祕；不過紅棗的醣含量不低，10顆大約含有15公克的醣分（約1／4碗飯的含醣量），血糖偏高的人食補若要添加紅棗應避免食用過多。

湯品／植物五辛素＆高鉀、高纖辛素

控制體重，預防血壓升高
綜合蔬菜湯

　　若偶爾以蔬菜湯取代某一餐，是可以的，但為了減重只吃蔬菜而不吃澱粉類，長期下來身體會缺少許多營養成分，輕者可能只是掉髮、皮膚沒有光澤，嚴重可能導致身體健康出症狀。

　　以多種蔬菜搭配熬煮再加一些菌菇，不但口感好，營養成分更多，但也別熬煮太久，才能把營養留住。

　　偏好葷食可以加入一份雞骨頭，先汆燙洗淨，與第一波蔬菜一起熬湯底，不過可別再添加油脂，以免太過油膩。

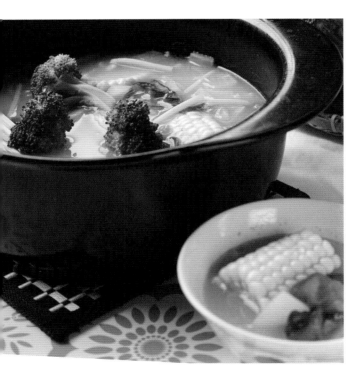

材料：3人份

材料	份量
洋蔥	1大顆（約200g）
紅番茄	2大顆（約150g）
綠花椰菜	1／2朵（約100g）
水果玉米	1條
黑木耳	兩片
芹菜	2棵
植物油	2大匙
胡椒粉	少許
鹽	1／2匙
水	1000cc

鹽份0.7公克，膳食纖維10.6公克／每一人份

作法：

❶ 洋蔥切除頭尾，去皮切大丁。

❷ 番茄洗淨，切四份，切除蒂頭。

　　小技巧：番茄熬湯不必去皮。

❸ 綠花椰菜分切小塊，梗部位削外皮，洗淨。

❹ 玉米洗淨切段，再從中將梗切開成片。

　　小技巧：玉米切片狀更能釋出甜味。

❺ 黑木耳切除蒂頭，洗淨切寬條。

❻ 芹菜切除根部，拔除葉片，洗淨切段。

❼ 炒鍋開小火，油、洋蔥下鍋炒軟。

　　小技巧：洋蔥先炒過可增加香氣。

❽ 湯鍋加水1000cc，加炒過洋蔥、番茄，蓋鍋蓋中大火煮開，小火約15分鐘。

❾ 加玉米、黑木耳再滾煮約8分鐘，綠花椰下鍋煮約3分鐘。

❿ 鹽、胡椒調味，芹菜段煮開立即熄火。

★蔬菜所含的營養素成分，包含水溶性維生素C或礦物質、鉀離子等，容易隨著加熱烹調的時間越久而流失越多，建議除了大番茄，其他的蔬菜只要煮熟即可。

熱量（大卡）	蛋白質（公克）	脂肪（公克）
199	5.8	6.7
醣類（公克）	鈉（毫克）	鉀（毫克）
29	300	725

營養師的叮嚀：

　　這是一道低熱量高纖又有飽足感的蔬菜湯，想要控制熱量攝取的人，建議兩天一次，晚餐以蔬菜湯再加豆腐或蛋一顆，或低脂的海鮮類食材來補充不足的蛋白質。而其中的時蔬則都可以當季的蔬菜來做更換。

　　水果玉米是此湯品裡唯一含醣量較高、屬於澱粉類的蔬菜，但所含的澱粉已轉變成具有甜味的雙糖或單糖類，其中的膳食纖維和礦物質營養素成分，幾乎和黃玉米差不多，不過黃玉米富含的維生素A和β-胡蘿蔔素較高，反而水果玉米和糯玉米是比較缺乏的。但不論是哪一種玉米都是高纖和高鉀的食材，皆可幫助血壓的穩定。

　　綠花椰菜所含的礦物質營養素鉀、鈣、鎂及維生素A和C都比白花椰菜來的高，維生素A和β-胡蘿蔔素的含量是白花椰菜的100倍；而花椰菜富含的類黃酮成分，能避免膽固醇氧化沉澱在血管的管壁，預防血液凝固、血液栓塞以及血壓的升高。綠花椰菜所含的吲哚（Indoles）成分，可抑制癌細胞生長和繁殖；芳香異硫氰酸鹽（Isothiocyawates）成分則可幫助分解致癌物，誘導良性分化及修復效應，這些都是花椰菜之所以被稱為超強「抗癌食物」的抗癌營養成分。

湯品／葷食

高鉀、高膳食纖維
蘿蔔玉米丸子湯

　好多朋友喜歡關東煮，尤其是煮的軟爛白蘿蔔更是清甜美味，但是裏頭的加工品可都是很容易被忽略的高鈉食物，要是再沾醬料吃，那更是超出一天的鈉食用量。

　怎麼吃得健康又美味呢？我喜愛以蔬菜做湯底，再以低脂豬絞肉製作肉丸子，煮好的湯品不僅非常鮮甜美味，也不擔心吃下過多違禁品。

材料：3-4人份

白蘿蔔⋯⋯⋯⋯⋯⋯⋯⋯	1條
甜玉米⋯⋯⋯⋯⋯⋯⋯⋯	1條
豬瘦絞肉⋯⋯⋯⋯⋯⋯⋯	200g
青蔥⋯⋯⋯⋯⋯⋯⋯⋯⋯	1支
香菜（芫荽）⋯⋯⋯⋯⋯	2棵
蒜泥⋯⋯⋯⋯⋯⋯⋯⋯⋯	1／2匙
醬油⋯⋯⋯⋯⋯⋯⋯⋯⋯	1匙
鹽⋯⋯⋯⋯⋯⋯⋯⋯⋯⋯	1／2匙
冰糖⋯⋯⋯⋯⋯⋯⋯⋯⋯	1／2匙
胡椒粉⋯⋯⋯⋯⋯⋯⋯⋯	1／2匙
水⋯⋯⋯⋯⋯⋯⋯⋯⋯約1500CC	

鹽分0.9公克，膳食纖維約5公克
／每一人份

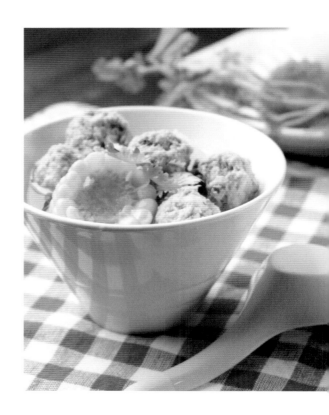

作法：

❶白蘿蔔去皮，切片。甜玉米洗淨切塊。青蔥去根切末。香菜去根切末。

　小技巧：白蘿蔔有些厚度，口感較好也比較甜，可切約1cm厚。

❷蘿蔔、甜玉米入湯鍋加水，蓋鍋蓋，大火煮開，改小火續煮約25分鐘，確認蘿蔔熟軟。

❸細絞肉加蒜泥、醬油、胡椒、蔥末攪拌均勻。

❹取一雙筷子將絞肉繞圈攪拌，至少攪拌5分鐘，確定絞肉成肉泥狀，並產生黏性。

❺手掌抓起一小把肉泥，利用虎口收放擠壓出小球狀，湯匙取下輕放入蘿蔔湯。

　小技巧：每取下一顆肉丸子，湯匙必須過水，再取下一顆，才能避免沾黏變形。
　若是無法擠出肉丸子，可直接用小湯匙挖取糰狀。

❻全部肉丸子做完放入湯中，分開擺放，不重疊，也不攪拌。

　小技巧：肉丸子下鍋時，爐火必須維持小火，水不宜大滾，易把肉煮散。

❼蓋鍋蓋續燜煮約8分鐘，肉丸全部浮上水面。

❽加鹽、冰糖調味，熄火，灑些香菜末。

　小技巧：湯底還可加入大白菜、胡蘿蔔，除了鮮美更能增添多種營養成分。

熱量（大卡）	蛋白質（公克）	脂肪（公克）	醣類（公克）	鈉（毫克）	鉀（毫克）
93	11	8	16	362	384

營養師的叮嚀：

　　玉米1根（約300公克）的膳食纖維高達9公克，鉀離子也高達460毫克；而青蔥和芫荽也屬於高鉀的天然辛香料，青蔥每100公克含有高達780毫克的鉀，芫荽每100公克也含有300毫克的鉀，含有高量的維生素C和礦物質鈣、鐵和鋅，都是很適合增添菜餚風味的天然調味料，也可以幫助減少加工調味料的使用量。

　　此道料理一個人攝取到的膳食纖維含量接近5公克，算是可以攝取到比較多纖維的湯品；若使用瘦肉比例較高（瘦肉比佔90％）的豬絞肉來煮湯，每一人份（約50克）的絞肉只有攝取到約7公克的脂肪，比起使用一般脂肪比例較高的豬絞肉是較建議的選擇。

　　玉米其實是屬於澱粉含量較高的主食類食物，一根約300公克的玉米含醣量約等於八分滿的飯，所以血糖較高或是需要減重的人應該避免攝取過量，且應同時減少和主食類（飯、麵）食用的份量來替換。

　　玉米中所含的胡蘿蔔素、葉黃素及玉米黃質為脂溶性維生素，加油烹煮有幫助吸收的效果，可增強對眼睛的保護，也可以預防白內障；對於比較不愛吃青菜，纖維攝取不足的學齡期小孩，玉米比白飯能提供更多的膳食纖維、維生素及礦物質，對小孩的成長發育是很好的食物。

　　白蘿蔔對於牙齒不好、咀嚼功能較差的老人家，也很建議，不但有開胃、助消化的功能，維生素C和膳食纖維的含量也不少，但體質偏寒的人則不宜多食。

湯品／葷食

增加好的膽固醇，減少心血管疾病的發生

海鮮味噌鍋

　　因為家人都喜歡味噌湯，味噌料理自然就會經常出現在餐桌上，除了常吃的味噌豆腐湯、味噌拉麵，我更愛煮味噌火鍋，既簡單又好吃，搭配海鮮更是餐餐見底。

　　我習慣以蔬菜熬出自然甜味，加上適當比例海鮮，拿捏味噌和水的比例，最後加上柴魚片或是自己作的柴魚粉，再撒上大把蔥花，這湯要不好喝也很難。

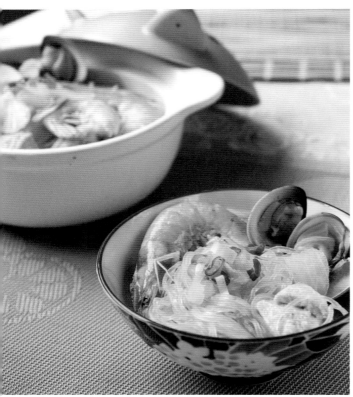

材料：3人份

鮭魚························	1塊（200g）
帶殼鮮蝦···············	6隻（150g）
文蛤·····················	10顆
洋蔥·················	1顆（重約200g）
高麗菜·················	約200g
綠豆冬粉···············	2把
板豆腐···············	一塊（約200g）
青蔥·····················	3根
細味噌···············	4大匙
自製柴魚粉···············	2大匙
水·······················	1500cc

鹽分1.9公克，鈣210毫克／每一人份

＊文蛤的含納量較高，因此建議1人湯的食用量應<2碗，文蛤<5顆。

＊有關味噌的選擇和鹽分含量可參考〈附注一、高鹽分的食品及調味料整理〉

作法：

❶ 文蛤加鹽水（鹽1/4匙加水500cc），浸泡兩小時吐沙，洗淨。

　　小技巧：吐沙過程別移動，殼全開或完全密閉即表示文蛤死了得丟棄。

❷ 冬粉泡水30分鐘軟化。板豆腐橫剖兩片再切小丁。味噌加水100CC調開。

　　小技巧：冬粉泡水軟化才容易煮。味噌也要確實稀釋調開。

❸ 鮮蝦剪去觸鬚，洗淨。鮭魚洗淨切2cm厚片。

　　小技巧：魚肉不宜切太薄，魚刺會切斷，魚肉烹煮容易碎爛。

❹ 洋蔥去皮切除頭尾，切絲。高麗菜洗淨切寬條。蔥去根洗淨切末。

❺ 洋蔥絲、水1400cc、一半高麗菜加入湯鍋，煮開即改小火續煮約15分鐘。

❻ 冬粉下鍋滾煮約3-5分鐘熟透，加豆腐及另一半高麗菜。

　　小技巧：高麗菜分兩批下鍋，才能同時喝到好湯也吃到脆口蔬菜。

❼ 文蛤、鮭魚、鮮蝦都下鍋，文蛤的殼煮開，魚跟蝦也差不多熟透。

❽ 味噌水加入煮開，加柴魚粉、蔥花立即熄火。

　　小技巧：味噌不宜久煮，味道容易變酸。

熱量（大卡）	蛋白質（公克）	脂肪（公克）	醣類（公克）	鈉（毫克）	鉀（毫克）
350	35	8	34.5	760	850

營養師的叮嚀：

　　鮭魚富含單元不飽和脂肪酸，而且以油酸含量最為豐富。我們一般比較熟知單元不飽和脂肪酸的好處，可以幫助降低壞膽固醇及增加好的膽固醇，減少心血管疾病的發生。不過在*2001和**2003兩篇國外研究文獻也發現，限制總脂肪攝取量在較低的情形下，飲食中同時調整增加單不飽和脂肪的攝取並降低飽和脂肪的攝取量，可幫助提高人體胰島素的敏感性，有助於維持血糖的穩定。另一項研究也顯示，飲食中若以單元不飽和脂肪來取代飽和脂肪，尤其是以「油酸」來取代飽和脂肪，不僅有助於增加身體的活動度和幫助休息時能量的消耗，也有助於情緒的穩定和減少焦慮和煩躁感。

　　另外，鮭魚除了鉀離子較高以外，也含有豐富的維生素E、B12、葉酸和菸鹼酸，能幫助穩定血壓。長期服用血壓藥的人，以及，部分不吃蛋或奶製品的全素食者，較容易會有B12缺乏的情形產生。但煙燻鮭魚的含鈉量較高，血壓偏高的人應避免經常食用。

　　高麗菜是蔬菜裡鈣質含量較高的，每100公克含有45.6毫克的鈣，板豆腐也是此道湯品裡鈣質含量最高的食材，建議老人家以及發育中的學童或青少年可多食用來補充鈣質。

*Substituting dietary saturated for monounsaturated fat impairs insulin sensitivity in healthy men and women: The KANWU Study. Diabetologia. 2001, 44（3）: 312–9.
** Substituting dietary monounsaturated fat for saturated fat is associated with increased daily physical activity and resting energy expenditure and with changes in mood The American Journal of Clinical Nutrition. 2013, 97（4）: 689–697.

湯品／葷食

抗氧化，預防血壓上升

花枝竹筍羹

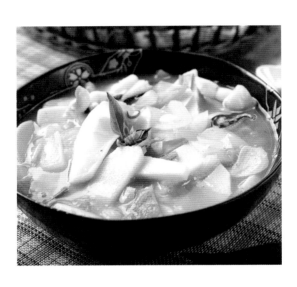

　　相信有很多人喜歡夜市裡的生炒花枝羹，微酸、微辣的鮮美湯頭好開胃，但高血壓患者可是不宜食用喔，因為裡面含有醃漬物「桶筍」。

　　羹類的湯品雖然好喝，但最困擾的就是勾芡了，建議大家可以使用天然的蓮藕粉，或是在農會超市、農夫市集或有機商店這類對食材要求較高的地方，購買有商譽品牌的勾芡粉，並且適當的減量，就可以吃得更健康。

材料：3人份

花枝	1隻（約400g）	柴魚粉	1匙
鮮竹筍	1隻（約300g）	烏醋	2匙
胡蘿蔔	1小塊	油	1大匙
洋蔥	1／2顆	木薯粉	1大匙
青蔥	1根	水	1000cc
蒜頭	5顆		
辣椒	少許		
鹽	1／2匙		

鹽分1.2克／每一人份

作法：

❶ 竹筍去殼削除底部粗纖維，直切開再橫切0.3cm厚片狀。

❷ 花枝去除內臟洗淨，切片。洋蔥去皮洗淨切片。胡蘿蔔去皮，切片。

❸ 蔥去根洗淨，切段。辣椒洗淨切片。蒜頭去皮洗淨切片。

❹ 竹筍加水蓋鍋蓋，中大火煮開，小火續煮20分鐘。

　小技巧：竹筍需熬煮一些時間才好吃。

❺ 炒鍋開小火，油、蒜片、蔥白、洋蔥下鍋炒香。

❻ 改中大火，花枝、胡蘿蔔片下鍋快炒1分鐘。

❼ 炒好花枝配料加入竹筍湯，水滾再煮約1分鐘。

　小技巧：花枝不宜煮太久，以免口感變老。

❽ 木薯粉加水1大匙拌勻，下鍋勾芡。

　小技巧：木薯粉即是地瓜粉，使用天然蓮藕粉更佳。

❾ 蔥綠、鹽、柴魚粉加入拌勻，熄火，加烏醋調味。

熱量（大卡）	蛋白質（公克）	脂肪（公克）	醣類（公克）	鈉（毫克）	鉀（毫克）
118	15	0.8	13	477	453

營養師的叮嚀：

　　食用勾芡類的湯品或菜餚易造成血糖快速上升，因此血糖偏高的人通常較不建議選擇這類的食物。

　　此外，因湯品通常含鹽分較高，若能儘量以天然的辛香料來替代含鹽分調味，對僅有高血壓的患者來說，是比較理想的。例如此道料理所使用的洋蔥、蒜頭和辣椒，都是低鈉高鉀，能幫助減少鹽分被人體吸收的辛香料，辣椒所含的辣椒素，就如同薑黃裡所含的薑黃素一樣，都能促進人體新陳代謝、抗氧化及血管的擴張，並促進血液循環，薑黃素更可以預防血壓上升。

　　市售的柴魚粉的含鈉量都不低，但柴魚片本身的含鈉量很少，因此，若能用柴魚片來自製柴魚粉，取代市售的柴魚粉，更能減少鹽分的攝取。〈可參考〔附注一〕高鹽分的食品及調味料整理〉。

　　花枝、文蛤及魷魚一樣，都富含能舒緩交感神經、幫助血壓穩定的「牛磺酸」成分，而且花枝的含鈉量較低，並含多種人體必需的胺基酸，每100公克花枝所含的牛磺酸將近850毫克，是一般魚類的二至四倍，雖然每100公克的花枝含有接近200毫克的膽固醇，接近美國心臟學會的建議──每人每日膽固醇攝取量應小於300毫克的上限，但花枝的脂肪含量極低，因此，只要在烹調前先將其內臟去除，就可大幅減少膽固醇的攝取量了。另有關竹筍的營養價值可參考〈土魠魷魚羹〉。

湯品／葷食＆高鉀

維持血糖和血壓穩定
南瓜薏米濃湯

　　南瓜是好食物很多人都知道但未必會喜歡，尤其很多男性非常討厭南瓜，為避免因「視覺」而產生排斥。

　　這裡我特別加入一些雜糧、肉末，湯品不僅香濃好喝更增加咀嚼的口感。

　　濃湯總會加入鮮奶油、鮮奶讓味道更香濃，若不是很喜歡奶味，添加的鮮奶可以減半，奶油則改用一般植物油，至於盛碗後，為增加香氣的鮮奶油可以不加。

材料：4人份

南瓜……………………………	600g
薏仁…………………	1／2杯（60g）
雞胸肉…………………………	150g
全脂鮮奶………………………	550cc
無鹽奶油………………………	10g
鹽……………………………	2／3匙
胡椒粉…………………………	少許
（鮮奶油…………………	4大匙）
麵粉……………………………	2大匙
水………………………………	400cc

鹽分1.0公克，膳食纖維3.6公克／每一人份

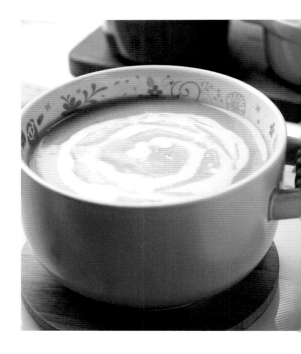

☆熱量部分未計算鮮奶油，體重過重或有
　高血脂症的人鮮奶油建議量應<1匙。

作法：

❶薏仁洗淨加水1.5杯浸泡4小時，擺入電鍋、外鍋加水1杯。

❷南瓜去皮去籽，切片，鋪蒸盤，擺放薏仁上一起蒸熟。

❸南瓜加鮮奶2杯，擺入果汁機打成濃稠泥狀。

❹雞胸肉切丁、薏仁湯、南瓜泥一同入鍋，再加鮮奶一杯。

❺奶油入炒鍋開小火融化，麵粉加入炒香，分批加入120cc水，和開麵糊。

　　小技巧：西式濃湯是以炒麵粉為濃稠湯底，不是勾芡。

❻炒好麵糊加入備好南瓜湯中。

　　小技巧：麵糊若結塊，用濾網勺承裝置入湯中攪散。

❼湯擺放爐火上，開小火煮開，煮滾後再煮約3分鐘，雞胸肉熟透。

　　小技巧：南瓜湯汁濃稠，一定要邊煮邊攪拌，免得鍋底燒焦。

❽加鹽調味，撒上少許黑胡椒粉調味。

　　小技巧：南瓜很甜不需再加其他調味。

❾盛碗後再淋上一大匙鮮奶油或鮮奶。

　　小技巧：不愛太濃奶味可以不加鮮奶油。

熱量（大卡）	蛋白質（公克）	脂肪（公克）	醣類（公克）	鈉（毫克）	鉀（毫克）
340	19	7.3	50	390	1005

營養師的叮嚀：

　　南瓜和薏仁都是鉀含量較高的全穀根莖類，而薏仁每100公克也含有將近160毫克的鎂離子，鎂能幫助維持肌肉與神經的正常運作，預防骨質疏鬆，若長期缺乏鎂可能會產生焦慮、疼痛、疲勞、肌肉痙攣甚至失眠的情況。另外國內也有研究發現，讓高脂血症患者每日食用薏仁60公克，經四至六週後，受試者的血膽固醇值有顯著的下降，表示適量攝取薏仁對降血脂是有幫助的。而以中醫的角度來看，薏仁有利水滲濕、消水腫以及美白的功效，不過，因薏仁的磷和鉀的含量較高，腎功能不佳的人應避免大量飲用薏仁水或過多的薏仁。

　　南瓜富含β-胡蘿蔔素和維生素A，其所含的「瓜胺酸」的成分有助於男性預防和紓緩攝護腺肥大的症狀，雖然研究發現南瓜中的「植化素」和「膳食纖維」成分有助於維持血糖和血壓的穩定，但民間盛傳的「南瓜可降低血糖」的說法，其實並不適用於糖尿病人，因一飯碗的南瓜（約130公克）所含的醣分和半碗白飯所含的醣分幾乎相等，建議血糖偏高的人應該以一碗的南瓜來取代半碗的飯量，避免同一餐吃進了過多的醣分。

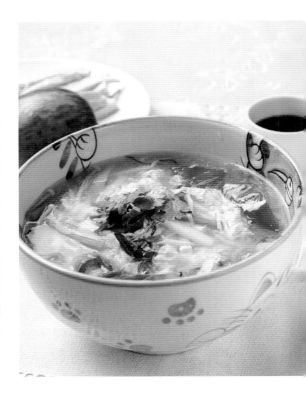

湯品／素食

調控血壓，血糖不飆汗

蘋果酸辣湯

　　記得在《30分鐘，動手做健康醬》提過蘋果膠對健康有幫助，因此偶爾會將蘋果加入烹調的菜餚中，最常做的就是這一道湯品，這也是家中小姪子、姪女們喜愛的湯品。

　　拜拜時家裡堆滿蘋果，知道媽媽會擔心蘋果壞掉，當日立即煮了一鍋蘋果酸辣湯。

　　姪子、姪女們平日吃葷食，沒想到這一鍋全素酸辣湯居然一整鍋清光，隔天再煮酸辣麵，主食材一樣是大量蘋果，照樣清空，讓他們的奶奶不再擔心蘋果吃不完浪費食物。

材料： 4人份

蘋果…………………	1顆（約200g）	鹽……………………………	1／2匙
筊白筍……………	3支（約220g）	味醂…………………………	2大匙
大番茄……………	2顆（約250g）	無糖蘋果醋…………………	2大匙
胡蘿蔔……………………	1／2根	白胡椒粉……………………	1／2匙
板豆腐……………	1塊（約200g）	香油…………………………	1／2匙
黑木耳……………………	2片	木薯粉………………………	1.5大匙
金針菇……………	1把（約60g）	水……………	1200cc（約6.5杯）
雞蛋………………………	2顆		
香菜………………………	2棵		

鹽分0.8公克，膳食纖維5.8公克／每一人份

作法：

❶蘋果洗淨去皮，切除果核，切絲。

　　小技巧：若預先處理好，浸泡水中加半顆檸檬汁預防氧化。

❷番茄洗淨對切去梗，切薄片。胡蘿蔔洗淨，去皮切絲。

❸筊白筍去殼消除根部粗纖維，洗淨切絲。

　　小技巧：竹筍產季可用竹筍，不過須先熬煮20分鐘。

❹金針菇去根，洗淨切段。黑木耳去蒂頭，洗淨切絲。

❺豆腐洗淨橫切薄片再切絲。香菜去根洗淨切末。

❻胡蘿蔔絲、番茄加水1200cc，煮開改中小火續煮約8分鐘。

❼筊白筍、黑木耳、豆腐加入，水滾開再煮5分鐘。

❽木薯粉加水3大匙拌勻，繞圈淋入湯裡，拌開。

　　小技巧：木薯粉可改用蓮藕粉。

❾改中火，蘋果絲下鍋，蛋液繞圈淋下，約15秒拌開。

　　小技巧：蘋果最後下鍋才能保持脆口。

❿湯再滾開約5秒熄火，鹽、味醂、果醋、胡椒粉、香菜加入。

　　小技巧：果醋不適宜同煮，會把酸味揮發掉。

熱量（大卡）	蛋白質（公克）	脂肪（公克）	醣類（公克）	鈉（毫克）	鉀（毫克）
174	10	4.4	23.5	308	731

營養師的叮嚀：

　　酸辣湯一般常會使用烏醋來增加酸度，其實烏醋的含鈉量較高，若是以白醋或是此道料理使用的無糖水果醋，較適合高血壓的人。

　　至於勾芡到底要用甚麼粉呢？樹薯粉因為成本較便宜，大多是使用東南亞進口的木薯製成，比較不像地瓜粉或馬鈴薯製成的太白粉通常價格較高，所以有的廠商會以木薯粉來充當價格較高的地瓜粉來賣，其實真正純的地瓜粉在台灣的產量已經較少，建議只要選擇標示與成分內容相符、價位合理的就可以了，不一定要特別去挑哪一種粉使用；而地瓜粉的膳食纖維及礦物質鉀和鈣質的含量，是三種粉裡面最高的，營養價值稍微略勝一籌。

　　通常拿來做勾芡的粉都是澱粉類食材，建議血糖偏高的人，儘量少喝勾芡的湯品，或是儘量多吃料、湯只喝半碗，才不會喝完一大碗美味的羹湯之後，血糖一下又飆高了。此道湯品的蔬菜類食材、板豆腐和雞蛋，對於血壓的調控都有益處，可以在其他道料理中看到有關於它們的營養價值和說明。

飲品／素食＆高鉀

防止血壓上升及抽筋
高纖蔬果汁

　　打果汁大家都會，但是綜合果汁要能搭配好喝、味道不奇怪、顏色美觀又兼顧營養，就有些難度了，建議一開始可先選擇單一水果或蔬菜，熟悉味道後，再來做兩種以上的搭配，這樣就比較不容易出錯。

　　這一杯蔬果汁最讓許多人害怕的應當是胡蘿蔔的味道，但鳳梨、蘋果、檸檬都可壓制它的氣味，所以當大家要添加胡蘿蔔時，建議也可以試著用上述任何一種水果做搭配。

　　除了胡蘿蔔外，其他幾種都有獨特香氣，如此搭配真的非常好喝又很營養，當每日蔬果量食用不足時不妨就打一杯蔬果汁喝吧。

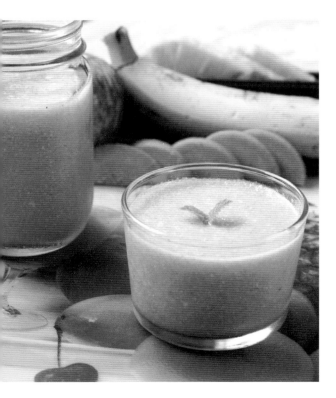

材料：2人份

中型蘋果‥‥‥‥‥	1顆（約200g）
香蕉‥‥‥‥‥‥‥	1條（150g）
鳳梨‥‥‥‥‥‥‥‥‥	100g
胡蘿蔔‥‥‥‥‥‥‥‥	100g
原味堅果‥‥‥‥‥	2大匙（約20g）
冷開水‥‥‥‥‥‥‥‥	400cc

鹽分0公克，膳食纖維5.8公克／每一人份

★堅果部分以腰果來計算營養成分

作法：

❶鳳梨去皮，鳳梨眼去除乾淨，果肉切塊。

　小技巧：鳳梨心可增添纖維質，務必要加入。

❷香蕉去皮切塊，若有壓到黑點最好切除。

　小技巧：挑選較熟的香蕉，香味較濃甜度也高。

❸胡蘿蔔去皮切小塊。

❹蘋果去皮、去籽切塊。

　小技巧：蘋果皮若是不含蠟，可不去皮。

❺堅果需使用熟食品，炒或烘烤都可以。

　小技巧：若購買現成堅果，請挑選無調味。

❻上述食材準備好全丟進果汁機，加冷開水，啟動攪拌打碎蔬果。

❼蔬果甜度足不需再做調味，夏日可加少許冰塊更為清涼。

　小技巧：蔬果汁完成盡量半小時內飲用完畢，避免氧化。

熱量（大卡）	蛋白質（公克）	脂肪（公克）	醣類（公克）	鈉（毫克）	鉀（毫克）
213	2	4.5	41	43	815

營養師小叮嚀：

　　蘋果本身所含的各種維生素和礦物質成分，其實並沒有特別過人之處，不過蘋果果肉與果皮當中含有豐富的多酚化合物及大量的果膠，果膠是可溶性的膳食纖維，可以和膽固醇結合，排出膽固醇達到降膽固醇的效果；果膠也可以和膽囊中的膽固醇結合排出，稀釋膽汁，可以幫助預防膽結石的生成。

　　如果有腹瀉的人，將蘋果去皮只吃果肉，果膠也有幫助調整腸胃，治療輕度腹瀉的功效，如果有便祕的人，建議是將果皮洗淨連皮一起吃，水分攝取足量，因果皮含有的不可溶性纖維也可改善便祕。

★有血糖偏高的人建議水果的種類應減至兩種，蔬菜的部分除了胡蘿蔔以外，可再增加大番茄或芹菜，儘量達到蔬菜：水果的重量比為2：1，除了可避免果汁的糖分過量，也可讓整杯果汁的升糖指數較低。

甜品／素食

幫助血壓及情緒的穩定

山楂洛神紫米糕

　　帶有花青素的紫米營養成分高，也深受大眾喜愛，紫米就是黑糯米，早餐店的紫米飯糰用的就是它，為了口感好，也可能不希望成本太高，紫米飯糰大多會搭配一些白糯米，使用的紫米或許只有二分之一至四分之一。

　　特別提醒，這份甜品不是飯糰而是米糕，因此烹煮好的紫米是柔軟而不是硬Q，酸酸甜甜有點黏又不會太黏，就是這份甜品的口感味道，吃膩了糯米煮的甜米糕，何不試試這個紫米糕，不同的穀米且不帶酒味的清新搭配。

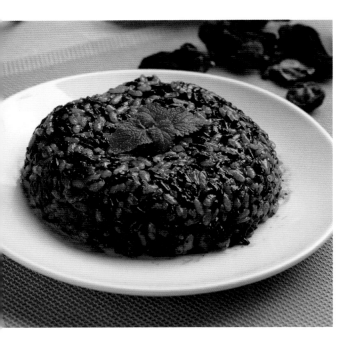

材料：4人份

仙楂	20g
洛神	10g
紫米	1杯（約120g）
白米	1杯
水	5杯
砂糖	45g

鹽分0公克／每一人份

作法：

❶紫米洗淨瀝乾，加水3杯浸泡4小時，倒出泡過的水。

❶仙楂、洛神洗淨，加浸泡紫米的水，再多加兩杯清水。

小技巧：上述熬煮山楂水共5杯。

❶中火煮開改小火續煮約25分鐘。

❶熄火，撈出仙楂、洛神，湯汁放涼。

❶白米洗淨拌入紫米，加2.2-2.3杯仙楂洛神湯汁。

小技巧：山楂水如果不足，需要加水補足。白米口感偏軟，喜愛較Q米粒可以改用白糯米。

❶置入電子鍋煮熟。或擺進電鍋，外鍋加水1.3杯。

小技巧：電鍋有水蒸氣，紫米內鍋水可減量。

❶不分用哪種鍋，煮好續燜10分鐘，趁熱加入砂糖攪拌均勻。

❶紫米糕降溫再食用口感會更好。

小技巧：可將紫米糕擺入鋁箔容器放置涼透，分切小塊食用。

熱量（大卡）	蛋白質（公克）	脂肪（公克）
250	5.1	1
醣類（公克）	鈉（毫克）	鉀（毫克）
55	0	114

營養師小叮嚀：

　　黑糯米（紫米）雖然澱粉結構與白糯米相似，皆具有黏性，不過其膳食纖維含量和營養價值較高，食用後較不易使血糖快速上升。紫米的外殼有花青素的植化素成分，是優質的抗氧化劑，且紫米所含的礦物質鉀和鎂的含量極高，每100公克鎂的含量高達120毫克，菸鹼酸也有6.5毫克，有助於血壓及情緒的穩定，而紫米所含的鐵質和鋅也不少，營養價值頗高。不過紫米仍屬於糯米的一種，老人、小孩或有腸胃道不適症狀或疾病的人，應避免食用過多，以免造成腹脹、腹痛等消化不良的情況產生。

　　鮮紅的洛神花含有「原兒茶酸」（Protocatechuic Acid）及「穀胱甘肽」（Glutathione）的成分，兩者都有良好的抗氧化功效。原兒茶酸是一種酚類化合物，國內外皆有研究報告指出，每日飲用洛神花茶，可幫助降低人體的總膽固醇及三酸甘油酯；而洛神花本身含有的類黃酮、異黃酮、花青素等多種抗氧化成分，對減緩血管硬化、預防心血管疾病都有幫助。不過洛神花本身酸度較高，泡成茶飲必須加不少的糖才能中和酸度，有血糖偏高的人可添加代糖，避免飲用之後反而造成血糖上升。

飲品／素食＆高鈣，高纖

降低熱量攝取
山粉圓火龍蔬果汁

　　山粉圓含有天然膳食纖維，適量攝取對改善便祕症狀有幫助，但再好的食物也總有缺點，千萬別在短時間內大量攝取，過量纖維質無法完全消化，反倒容易堆積在胃腸造成反效果。

　　火龍果有紅肉與白肉兩種，一般大眾都喜愛紅肉說是可補血，我個人卻偏愛白肉，而且據說白肉火龍果則比紅肉多了1倍的膳食纖維，這對偶爾有便祕情況的人有極大幫助。

　　打好蔬果汁最好不要濾渣，才能喝到全部的營養與美味。

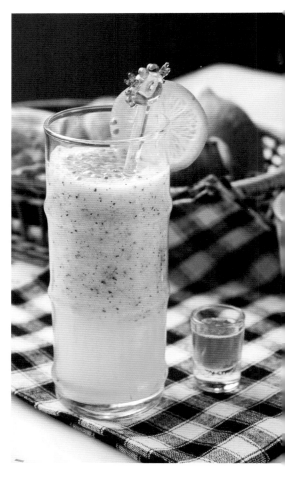

材料：2人份

火龍果	1小顆（200g）
蘋果	1顆（200g）
山粉圓	2大匙
西洋芹	1片（30g）
檸檬汁	1大匙
蜂蜜	2匙
水	200cc
冷開水	400cc

鹽分<0.1公克，膳食纖維9公克，
鈣質128毫克／每一人份

作法：

❶山粉圓加水200cc小火煮開3分鐘，熄火放涼。

　小技巧：山粉圓也可以直接沖熱開水浸泡5分鐘。

❷西洋芹洗淨削去外皮，切塊。

　小技巧：西洋芹外皮較老，削除才不影響果汁口感。

❸蘋果洗淨削去外皮，去籽，切塊。

　小技巧：蘋果皮如果不含蠟，帶皮更營養。

❹火龍果洗淨去皮，切塊。

　小技巧：視個人喜好挑選白肉或是紅肉火龍果。

❺西洋芹、蘋果、火龍果置入果汁機加冷開水，啟動絞碎。

❻山粉圓，檸檬汁加入蔬果汁攪拌均勻。

　小技巧：加入山粉圓只要湯匙攪拌均勻，不需啟動機器。

❼果汁分別倒入兩個杯子，各加1匙蜂蜜拌勻即可飲用。

　小技巧：果汁最好在半小時內飲用完畢。

★血糖偏高的人建議不添加蜂蜜，蔬菜的份量可增加2或3倍，水量可適量再調整增加，建議可3人共飲。

熱量（大卡）	蛋白質（公克）	脂肪（公克）	醣類（公克）	鈉（毫克）	鉀（毫克）
177	2.6	1.2	39	9.7	447

營養師小叮嚀：

　　山粉圓和近幾年流行的減重食材「奇亞籽」是很相似的食材，奇亞籽價格稍高，兩種食材其實都有豐富的膳食纖維，加水之後會膨脹產生黏膠狀的水溶性膳食纖維，可增加飽足感且熱量低，適合容易便祕且纖維攝取較不足的人。山粉圓每100公克含有1000毫克以上的鈣質，500毫克以上的鉀，鎂、鐵和鋅的含量也不少，血壓、血糖偏高，或體重過重的人，建議可在用餐前先喝一杯的低糖或無糖的山粉圓，可幫助達到減少熱量攝取及延緩飯後血糖上升的效果。

　　有的人因有乳糖不耐症無法從奶製品當中來補充鈣質，建議也可以山粉圓來補充。

　　大量食用山粉圓對於腸胃功能較差的人以及小孩或老人，容易產生消化不良的情況。紅色和白色的火龍果兩者的營養價值其實很相近，都含有適量的膳食纖維及鉀和鎂，不過白肉火龍果的膳食纖維的含量稍高；紅肉火龍果的鐵質較高，是水果裡鐵質含量屬一屬二的水果。不過火龍果屬性較寒涼，建議體質偏寒的人不要大量食用。

降低壞膽固醇，提高好膽固醇
燕麥綠豆湯

　　綠豆到底要怎麼煮，才能既熟軟，還能粒粒分明？

　　先浸泡可節省烹調時間，若是沒時間浸泡綠豆、麥片，可將這兩種洗乾淨後加水，擺入電鍋外鍋一杯水煮，開關跳起保溫半小時，此時豆子已經膨脹，外鍋再次加一杯水就可將綠豆烹煮熟軟，所以，不管是先浸泡還是直接煮都不是重點，最重要的是不能先加糖，否則可是會煮不熟的喔。

材料：6人份

綠豆‥‥‥‥‥‥‥	1.5杯（約200 g）
燕麥‥‥‥‥‥‥‥	1杯（約120g）
紅地瓜‥‥‥‥‥‥	2條約600g
黃砂糖‥‥‥‥‥‥	130g
水‥‥‥‥‥‥‥‥	12米杯

鹽分0公克，膳食纖維8公克／每一人份

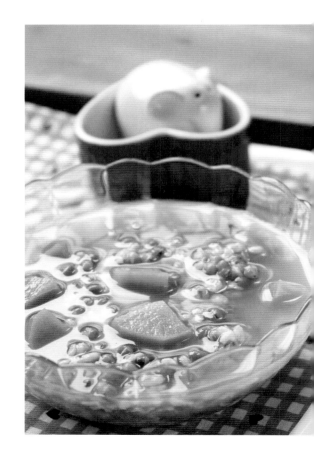

作法：

❶燕麥、綠豆洗淨，加水浸泡4小時。

　小技巧：先浸泡可節省烹調時間。

❷電鍋外鍋加水1.2杯，綠豆、燕麥入鍋煮。

　小技巧：此時綠豆還不夠熟軟，千萬別加糖。

❸地瓜洗淨去皮切小塊。

　小技巧：地瓜去皮容易氧化，切塊後可先浸泡水中。

❹地瓜加入煮好綠豆，外鍋再加水0.6杯蒸煮。

❺煮熟再加入砂糖，蓋鍋蓋燜10分鐘。

　小技巧：糖撒開加入，待自然融化後再輕輕攪拌，避免把綠豆、地瓜攪糊。

熱量（大卡）	蛋白質（公克）	脂肪（公克）	醣類（公克）	鈉（毫克）	鉀（毫克）
285	10	2	56.5	25	476

營養師小叮嚀：

　　紅地瓜和一般我們較常吃到的黃地瓜都屬於高鉀和高膳食纖維的全穀根莖類，雖然兩種地瓜所含的熱量和纖維差不多，不過紅地瓜富含的維生素A是黃地瓜的95倍、β-胡蘿蔔素是90倍，且維生素C和鉀的含量都高於黃地瓜。想吃下午茶時，可以食用約半碗份量（50公克）的地瓜補充熱量和血糖，比起高熱量和高糖的糕餅類是比較好的選擇。

　　整顆的燕麥含有優質的燕麥蛋白質，及水溶性纖維β-聚葡萄醣（β-glucan），β-聚葡萄醣是當我們在沖泡燕麥片時，吃起來口感黏黏的、膠狀物質的來源，可幫助膽固醇代謝，降低壞膽固醇及提高好膽固醇的比例；另外麩皮部分也含有維生素B群、E、葉酸和多種礦物質鉀、鎂、鐵、鋅和豐富的膳食纖維，每100公克燕麥所含的膳食纖維高達8.5公克。

　　市售即食罐裝燕麥飲經常添加會使血糖快速上升的「糊精」或增稠劑，真正燕麥的含量並不多，三合一麥片又含過多的糖分或含反式脂肪的奶精，纖維含量也較少。若想要藉由吃燕麥來補充營養和改善健康，應選擇顆粒的燕麥或無添加的大燕麥片，顆粒燕麥可以和米飯一起煮，或是煮成甜品或粥品，對咀嚼功能較差的老人家也較適合。

　　綠豆含有極高的膳食纖維和鉀，其他礦物質鈣、鎂、鐵和鋅的含量也很高，高血糖的人若要吃地瓜、燕麥、或綠豆來幫助降血壓，記得應同時減少飯、麵等澱粉類食物的攝取！

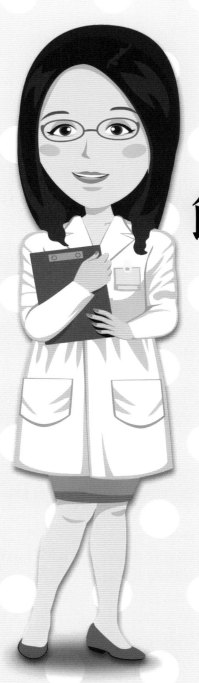

飲食建議

營養師門診時間：

高血壓患者

一日1600大卡示範搭配菜單
（鹽分6.4公克，總熱量1603大卡）

一日1800大卡示範搭配菜單
（鹽分7.4公克，總熱量1875大卡）

一日1600大卡示範搭配菜單

（鹽分6.4公克，總熱量1603大卡）

早餐　蔬菜起司蛋捲

熱量194（大卡）｜ 鈉394（毫克）

材料：2人份

雞蛋	2顆	低脂起司	2片
麵粉	2匙	黑胡椒粒	少許
豌豆苗	30g	油	2匙
胡蘿蔔	1小段		
黑木耳	1片		

鹽分1.0公克／每一人份

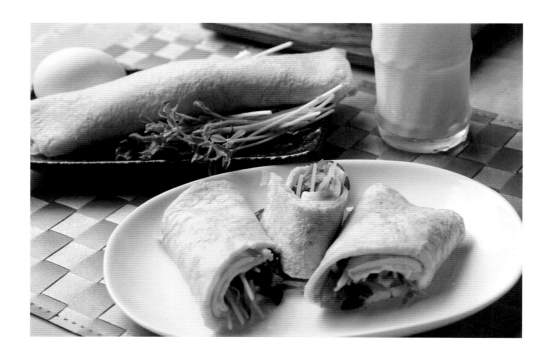

150

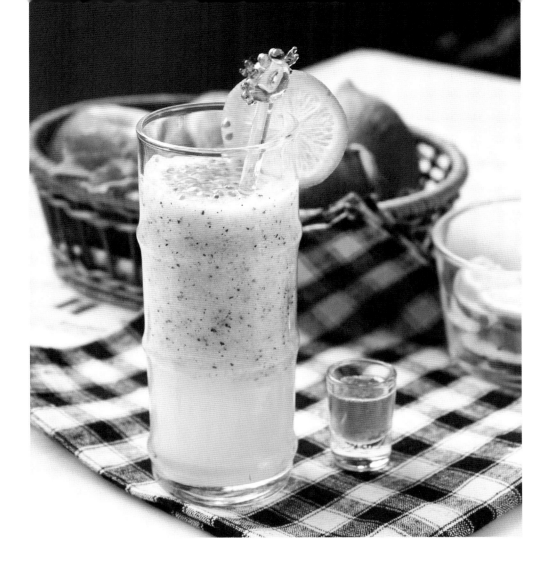

山粉圓火龍蔬果汁

熱量177（大卡）｜鈉9.7（毫克）

其他營養素：膳食纖維9公克，鈣質128毫克

鹽分<0.1公克，膳食纖維9公克，
鈣質128毫克／每一人份

午餐

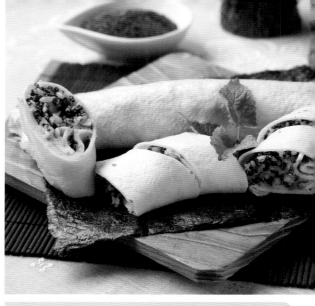

紅藜麥飯捲

熱量395（大卡）｜鈉320（毫克）

其他營養素：膳食纖維4.4公克，
鈣質205毫克

材料：2人份

內餡：

藜麥	1／2杯
白米	1／2杯
小黃瓜	1／2條
烤堅果	1大匙
海苔粉	2匙
低脂起司	2片

鹽分0.8公克，鈣205毫克，膳食纖維4.4公克／每一人份

外皮：

雞蛋	2顆
麵粉	4匙
水	2大匙

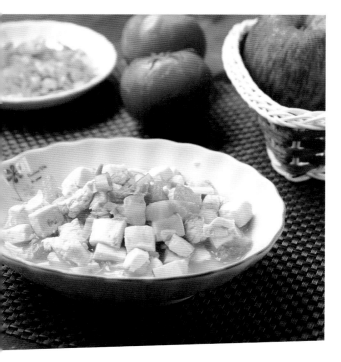

番茄燒雞肉豆腐

熱量131（大卡）｜鈉250（毫克）

材料：4人份

大番茄	3顆
板豆腐	一塊
去皮雞胸肉	150g
蒜頭	3顆
青蔥	1棵
油	1大匙
鹽	1／2匙
糖	1／4匙

鹽分0.6公克／每一人份

香芹拌海帶絲

熱量45（大卡）｜鈉235（毫克）

其他營養素：膳食纖維2.4公克

材料：2人份

海帶絲	100g
胡蘿蔔	1／4段（約40g）
芹菜	1棵（約30g）
金針菇	1／2把（約30g）
嫩薑	3片
熟白芝麻	1匙
醬油	1匙
糖	1／4匙
香油	1／4匙
水	500cc

鹽分0.6公克，膳食纖維2.4公克／每一人份

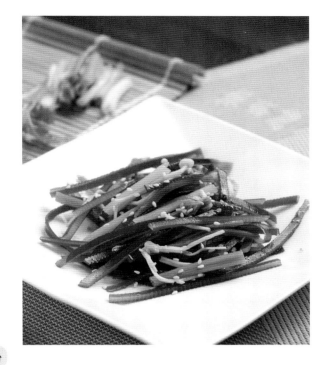

花枝竹筍羹

熱量118（大卡）｜鈉477（毫克）

材料：3人份

花枝	1隻（約400g）
鮮竹筍	1隻（約300g）
胡蘿蔔	1小塊
洋蔥	1／2顆
青蔥	1根
蒜頭	5顆
辣椒	少許
鹽	1／2匙
柴魚粉	1匙
烏醋	2匙
油	1大匙
木薯粉	1大匙
水	1000cc

鹽分1.2克／每一人份

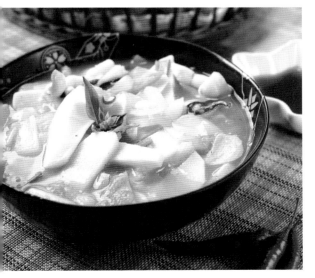

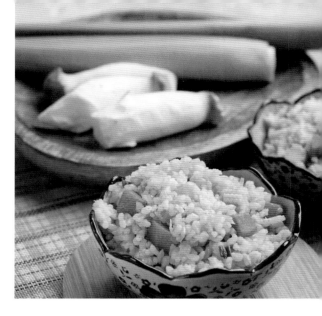

晚餐

筊白筍鮮魚糙米飯

熱量267（大卡） | 鈉303（毫克）
其他營養素：膳食纖維4公克

材料：4人份

筊白筍	2支（約150g）
糙米	1.5杯（200g）
鯛魚肉	一片（約150g）
玉米筍	3支（約50g）
胡蘿蔔	1／4條（約50g）
杏鮑菇	1根（約80g）
蔥白	2支（約10）
蝦皮	1匙（約5g）
薑	兩片
黑胡椒	1／2匙
熟黑芝麻	1.5大匙
鹽	1／2匙
油	1大匙
水	（量米杯約2-3杯）

鹽分0.8公克，膳食纖維4公克／每一人份

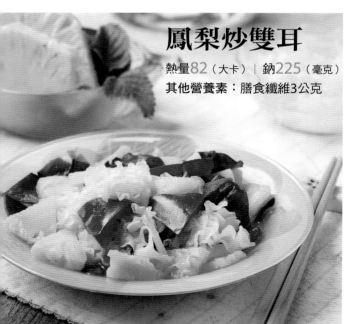

鳳梨炒雙耳

熱量82（大卡） | 鈉225（毫克）
其他營養素：膳食纖維3公克

材料：3人份

鳳梨	150g
黑木耳	2片
新鮮白木耳	5片
紅甜椒	1/2顆
嫩薑	1塊
植物油	1大匙
鹽	1/3匙
糖	1/4匙

鹽分0.6公克，膳食纖維3公克／每一人份

蘿蔔玉米丸子湯

熱量193（大卡） ｜ **鈉**362（毫克）
其他營養素：膳食纖維約5公克

材料：3-4人份

白蘿蔔……………………	1條
甜玉米……………………	1條
豬瘦絞肉…………………	200g
青蔥………………………	1支
香菜（芫荽）……………	2棵
蒜泥………………………	1／2匙
醬油………………………	1匙
鹽…………………………	1／2匙
冰糖………………………	1／2匙
胡椒粉……………………	1／2匙
水…………………………	約1500CC

鹽分0.9公克，膳食纖維約5公克／每一人份

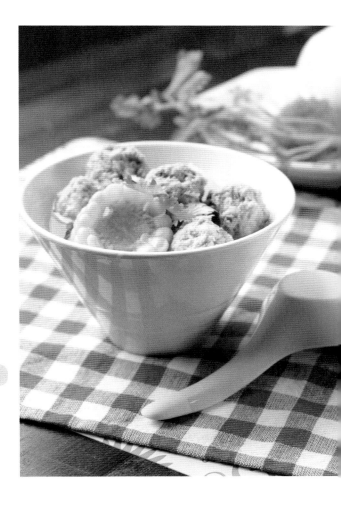

小計：熱量1602（大卡） ｜ 鈉2575（毫克）
其他營養素：膳食纖維27.8公克，鈣質333毫克

一日1800大卡示範搭配菜單

鹽分7.4公克，總熱量1875大卡

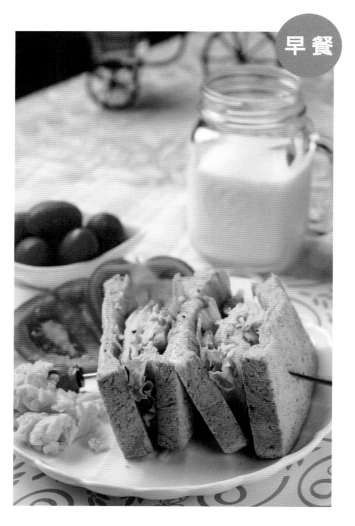

早餐 鮪魚炒蛋三明治

熱量375（大卡）｜鈉561（毫克）

材料：4人份

新鮮鮪魚······	100g
雞蛋······	2顆
全麥吐司······	6片
小黃瓜······	1／4條
大番茄······	1／3顆
沙拉醬······	2匙
生菜葉······	兩片
鹽······	1／3匙
米酒······	1大匙
薑汁······	1／2匙
胡椒粉約······	1／2匙
油······	1.5大匙

鹽分1.4公克／每一人份

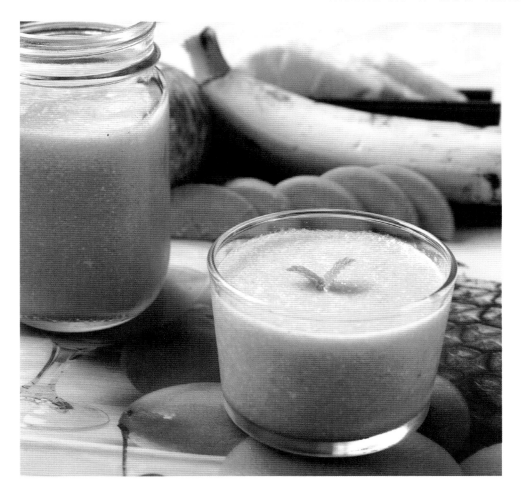

高纖蔬果汁

熱量213（大卡）｜鈉43（毫克）
其他營養素：膳食纖維5.8公克

鹽分0公克，膳食纖維5.8公克／每一人份

★堅果部分以腰果來計算營養成分

材料：2人份

中型蘋果…………	1顆（約200g）
香蕉…………………	1條（150g）
鳳梨…………………	100g
胡蘿蔔………………	100g
原味堅果…………	2大匙（約20g）
冷開水………………	400cc

午餐 芝麻醬涼麵

熱量170（大卡）｜鈉205（毫克）

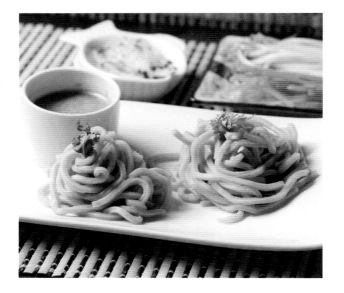

材料：2人份

蕎麥麵	2束
小黃瓜	1條
胡蘿蔔	1／3段
綠豆芽	1把
冷開水	3碗
冰塊	1碗
水	6碗

調味醬：

自製芝麻醬	1.5大匙
原味花生粉	1匙
蒜泥	1／2匙
糖	1.5匙
醬油	1.5匙
烏醋	1.5匙
溫開水	2匙

鹽分0.5公克／每一人份

板栗燒雞翅

熱量254（大卡）｜鈉500（毫克）
其他營養素：膳食纖維2.7公克

材料：4人份

乾栗子	100g
雞翅	4隻
蒜頭	5顆
蔥	2根
辣椒	1條
醬油	2大匙
冰糖	1／4匙
水	5杯

鹽分1.2公克，膳食纖維2.7公克／每一人份
＊有關醬油的選擇及建議可參考〈附注一、高鹽分的食品及調味料整理〉

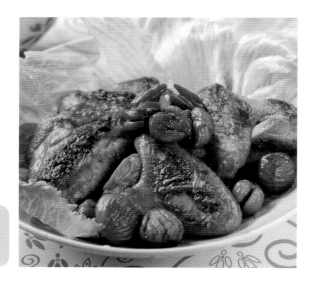

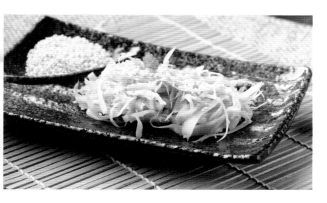

涼拌芝麻牛蒡

熱量65（大卡）｜鈉166（毫克）

鹽分0.4公克／每一人份

材料：3人份

牛蒡⋯⋯⋯⋯⋯⋯⋯⋯⋯	1根
熟白芝麻⋯⋯⋯⋯⋯⋯⋯	2匙
鹽⋯⋯⋯⋯⋯⋯⋯⋯⋯⋯	1/4匙
無糖果醋⋯⋯⋯⋯⋯⋯	1-1.5大匙
檸檬汁⋯⋯⋯⋯⋯⋯⋯⋯	2大匙
白砂糖⋯⋯⋯⋯⋯⋯⋯⋯	2匙
芝麻香油⋯⋯⋯⋯⋯⋯⋯	1匙

蘋果酸辣湯

熱量174（大卡）｜鈉308（毫克）
其他營養素：膳食纖維5.8公克

鹽分0.8公克，膳食纖維5.8公克／每一人份

材料：4人份

蘋果⋯⋯⋯⋯⋯⋯	1顆（約200g）
筊白筍⋯⋯⋯⋯⋯	3支（約220g）
大番茄⋯⋯⋯⋯⋯	2顆（約250g）
胡蘿蔔⋯⋯⋯⋯⋯⋯⋯	1／2根
板豆腐⋯⋯⋯⋯⋯	1塊（約200g）
黑木耳⋯⋯⋯⋯⋯⋯⋯	2片
金針菇⋯⋯⋯⋯⋯	1把（約60g）
雞蛋⋯⋯⋯⋯⋯⋯⋯⋯	2顆
香菜⋯⋯⋯⋯⋯⋯⋯⋯	2棵
鹽⋯⋯⋯⋯⋯⋯⋯⋯⋯	1／2匙
味醂⋯⋯⋯⋯⋯⋯⋯⋯	2大匙
無糖蘋果醋⋯⋯⋯⋯⋯	2大匙
白胡椒粉⋯⋯⋯⋯⋯⋯	1／2匙
香油⋯⋯⋯⋯⋯⋯⋯⋯	1／2匙
木薯粉⋯⋯⋯⋯⋯⋯⋯	1.5大匙
水⋯⋯⋯⋯	1200cc（約6.5杯）

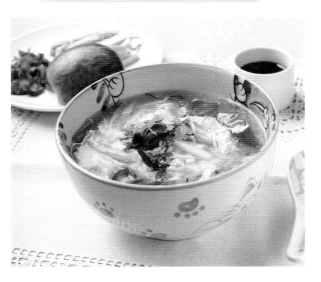

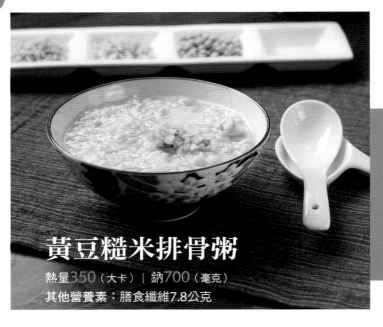

小計：
熱量1875（大卡）
鈉2963（毫克）
其他營養素：
膳食纖維25.8公克

黃豆糙米排骨粥

熱量350（大卡）｜鈉700（毫克）
其他營養素：膳食纖維7.8公克

材料：2人份

黃豆	1／2杯
糙米	1杯
豬排骨	200g
鹽	2／3匙
芹菜	1棵
胡椒粉	少許
水	7-8杯

鹽分1.7公克，膳食纖維7.8公克／每一人份

秋葵堅果沙拉

熱量109（大卡）｜鈉200（毫克）
其他營養素：膳食纖維3.7公克

材料：3人份

秋葵約	12根（250g）
原味烤堅果	2大匙
熟白芝麻	1匙
昆布醬油	1大匙
味醂	1匙
山葵	1／2匙
冷開水	1碗
冰塊	1／3碗

鹽分0.5公克，膳食纖維3.7公克／每一人份
◎堅果以腰果10公克／人份 來計算。

海苔雞捲

熱量165（大卡） | 鈉280（毫克）

材料：4人份

雞胸肉	200g
壽司海苔片	5張
荸薺	3顆
胡蘿蔔	一小段約50g
芹菜	1棵
醬油	1匙
鹽	1／3匙
薑末	1／2匙
胡椒粉	少許
白芝麻	3大匙
油	5大匙
麵粉	1大匙

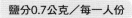

鹽分0.7公克／每一人份

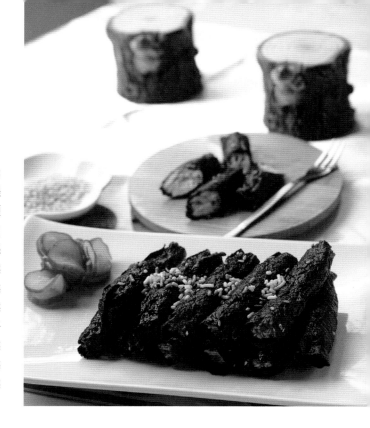

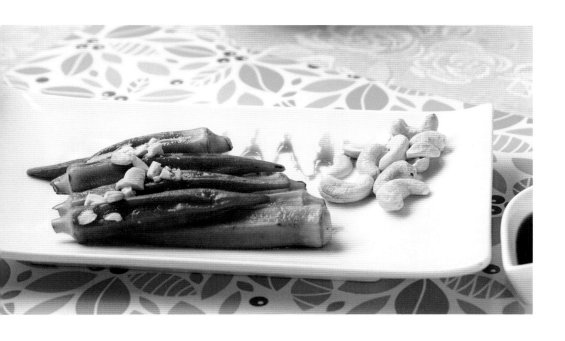

附注

附注一
高鹽分的食品整理

　　儘管我們都知道，飲食中要儘量避免添加太多調味料和吃得太鹹，但卻往往忽略食品本身所含的鹽分，不只是調味料裡面會含有鹽分，在一些乾貨類食品及我們平常飲食當中經常吃到的加工食品，所含的鹽分其實都不低，可能早餐吃一個肉鬆火腿三明治所含的鹽分就將近三公克了！所以除了應儘量多選擇天然的食物，減少加工食品的攝取份量，才能在日常生活中達到低鹽減壓飲食的效果！

含鹽分較高的乾貨類食品

食物品項	食用份量	重量（公克）	鹽分含量（公克）	食物品項	食用份量	重量（公克）	鹽分含量（公克）
海帶芽（乾）	1人份	5	0.9	肉酥	1人份	20	0.7
海帶片（乾）	10公分正方形	10	0.5	肉脯	1人份	20	0.8
香魚片	1/3片	20	0.7	肉條	1人份	15	0.5
小魚干	1人份	10	0.4（稍低）	臘肉	1人份	40	1.5
蝦米	1人份	10	0.8	烏魚子	1人份（約1/9付）	20	0.6
蝦皮	1人份	10	1.1	＊柴魚片	1人份	10	＜0.1g
魚鬆	1人份	20	0.9				

＊柴魚片的含鹽量較低，建議可多使用柴魚片來增加烹調的風味。

含鹽分較高的海鮮＆肉類調理加工食品

食物品項	食用份量	重量（公克）	鹽分含量（公克）	食物品項	食用份量	重量（公克）	鹽分含量（公克）
鹹小卷	約2隻	35	3.8	鮭魚卵	1湯匙	16	0.4
海蜇皮	約1/16張	10	2.0	膽肝	約3片	20	1.6
魚板	約半條	75	1.7	蠑螺（罐頭）	約2個	45	1.2
蝦丸	約3顆	60	1.4	香腸	約小條1條	40	1.1
蟹味棒	約5個	75	1.2	竹輪	小支1支	30	0.6
魚卵卷	約6個	50	1.1	甜不辣（條）	約8-9小條	135	1.2
花枝餃	約6個	55	1.0	甜不辣（片）	約3小圓片（每片約50元硬幣大小）	55	0.9
蝦餃	約7個	65	1.0	鴨賞	1人份	20	1.4
魚丸	約5顆	55	0.9	豬血	2人份	225	1.1
花枝丸	約2顆	50	0.9	（三明治）火腿	約2片	36	1.0
包餡魚丸	約1顆半	60	0.8	培根	約2片	50	0.8
蛋餃	約6個	72	0.8	熱狗	約1條	50	0.8
干貝	約3顆	10	0.6				

含鹽分較高的素食及其他類加工食品

食物品項	食用份量	重量（公克）	鹽分含量（公克）	食物品項	食用份量	重量（公克）	鹽分含量（公克）
鹹鴨蛋（帶殼）	1顆	60	2.2	醃菜心（罐頭）	1人份	30	0.9
皮蛋（去殼）	1顆	60	1.0	蘿蔔乾	約3小片	20	0.9
醃梅子	1顆	15	2.0	素肉鬆	3湯匙	20	0.8
豆腐乳	1小塊	20	1.2	醃筍子（罐頭）	1人份	30	0.7
豆棗（枝）	1人份	60	1.3	泡菜	1人份	50	0.6
素火腿	約4小片	50	1.0				

含鹽分較高的混和調理食品

食物品項	食用份量	重量（公克）	鹽分含量（公克）	食物品項	食用份量	重量（公克）	鹽分含量（公克）
牛肉餡餅	1個	90	0.8	鮮肉鍋貼	約2個	70	0.5
溫州餛飩	約2個	70	0.7	肉圓（小）不含醬汁	1個	100	0.6
燒賣	約2個	60	0.6	小披薩（黑胡椒火腿口味）	約女生手掌一半的大小	50	0.5

資料參考來源：行政院衛生署《台灣常見食品營養圖鑑》

調味料的鹽分含量

血壓高的民眾若是能夠藉由了解各種調味料的鹽分含量，儘量選擇含鹽量較低的調味料使用，或是儘量減少使用鹽分含量較高的調味料，才能達到有效降低鹽分攝取的降血壓效果喔！

含鹽分較高，應減少使用的調味料

打☆者為鹽分含量較高，每餐使用量建議應＜1茶匙或＜1份。

調味料品項	使用份量	重量（公克）	鹽分含量（公克）	調味料品項	使用份量	重量（公克）	鹽分含量（公克）
☆鹽	1茶匙	5	5	**薄（減）鹽醬油	1茶匙	6	0.5（較低）
☆鮮味粉	1茶匙	3	1.5	蠔油	1茶匙	6	0.7
☆（高鮮）味精	1茶匙	3	0.9	醬油膏	1茶匙	6	0.6
純釀造醬油	1茶匙	6.5	0.8	烏醋	1茶匙	5	0.2（較低）
（台製）日式柴魚醬油	1茶匙	6	0.4（較低）	☆魚露	1茶匙	5	1
*（日製）日式柴魚醬油	1茶匙	6	0.4~1.7	味噌	1茶匙	6	0.8
白醬油	1茶匙	6	0.9~0.6	甜味噌	1茶匙	6	0.4（較低）

含鹽分較高，應減少使用的調味料

打☆者為鹽分含量較高，每餐使用量建議應＜1茶匙或＜1份。

調味料品項	使用份量	重量（公克）	鹽分含量（公克）	調味料品項	使用份量	重量（公克）	鹽分含量（公克）
☆高湯塊	1塊	5	2.3	☆豆鼓	1茶匙	10	1.6
☆高湯粉	1茶匙	3	1.2	起司片	1片	22.5	1
☆咖哩塊	1塊	18	1.9	低脂起司片	1片	20	0.8
起司粉	1湯匙=3茶匙	10	0.4（較低）				

＊日式醬油的含鹽量因各家配方不同，部分品牌的鹽分含量較高，建議應選擇營養標示上面每份（10毫升）含鈉量＜300毫克為宜。

＊＊市售的薄鹽醬油，若是針對腎功能較不佳的病患，一般營養師會較不建議使用，是因為過去一般市售的減鹽醬油大多以「鉀」離子來取代「鈉」，所以飲食上要限「鉀」腎臟病患較不建議選擇；然而最近市面上也出現添加天然酵母菌種發酵製成的「低鈉低鉀」薄鹽醬油，對於腎功能退化或是洗腎的病患應該會是比較建議的選擇。

含鹽分較低，建議可多選擇來使用的調味料

調味料品項	使用份量	重量（公克）	鹽分含量（公克）	調味料品項	使用份量	重量（公克）	鹽分含量（公克）
番茄醬	1茶匙	6	0.2	白醋	1茶匙	5	＜0.1
芥末醬	1茶匙	4	0.1	味醂	1茶匙	5	＜0.1
芝麻醬	1茶匙	5	＜0.1	料理米酒（0.5%）	1茶匙	5	＜0.1

含鹽分較高的乾貨類及肉類調理加工食品

食物品項	使用份量	重量（公克）	鹽分含量（公克）	食物品項	使用份量	重量（公克）	鹽分含量（公克）
臘肉（五花）	1塊	40	1.5	甜不辣（條狀）	約10條	135	1.2
蝦皮	1人份	20	1.1	蠑螺	約2顆	45	1.2
鹹小卷	約2隻	35	3.8	蟹味棒	約5條半	75	1.2
海蜇皮	約1張	160	2.0	魚卵卷	約6個	50	1.1
魚板	約半條	75	1.7	香腸	約1條	40	1.1
膽肝	約3片	20	1.6	豬血	一塊	225	1.1
鴨賞	1人份	20	1.4	三明治火腿	2片	35	1.0
蝦丸	約3顆	60	1.4				

其他類加工食品及素料

食物品項	使用份量	重量（公克）	鹽分含量（公克）	食物品項	使用份量	重量（公克）	鹽分含量（公克）
鹹鴨蛋	1顆	60	2.2	豆腐乳	1小塊	20	1.2
皮蛋	1顆	60	1.0	醃梅子	1顆	5	2.0
豆棗（枝）	1人份	60	1.3				

外食族如何減少鹽分攝取

小吃類及夜市美食的飲食建議

　　現在年輕世代外食比例越來越高，年輕世代飲食習慣不但比以前更精緻和西化，吃的比較偏鹹重口味；而且不僅正餐飲食偏鹹，更普遍喜歡吃零食點心，如：洋芋片、泡麵、魷魚絲、肉乾、鹹酥雞、燒烤等都是高鹽、高熱量的點心。有些雖號稱低熱量適合怕胖族群吃的宵夜，像即食杯湯、濃湯或蔬菜湯等，每杯平均鹽分都大於1公克（含鈉量平均570～720毫克），甚至有一杯鹽分可高達3公克，因此無形當中就增加了許多鹽分的攝取，種下了日後罹患高血壓的風險。

外食族的減鹽小撇步

　　1. 詢問店家是否有提供低鹽的料理方式：現在有越來越多的餐廳有提供少鹽的烹調方式，消費者可以在點菜時先提出需求，店家通常會在點菜單上做注記，改以低鹽的方式烹調。

　　2. 點菜時可以先詢問店家有關食物的製備方式：例如：湯除了加鹽外，是否有再加味精或其他的調味料？烤肉在烤之前是否已經先醃過，若已經有醃漬過，可請店家在烤的時候不要塗抹太多的燒烤醬。

　　3. 開胃菜、沙拉或牛排的醬汁請店家不要直接淋上食物：醬汁另外擺在盤子邊，需要時再沾醬就好。焗烤類的食物含鹽分及熱量較高，可請店家避免放太多的起司，可多放黑胡椒粒或天然的香辛料。

　　4. 吃火鍋時避免將青菜、豆腐、肉片或火鍋料煮太久，因食材大多會吸附高鹽分的湯汁，吃下肚會增加更多鹽分的攝取。火鍋料大多是高鹽的加工調理食品，應儘量多選擇天然的蔬菜、黃豆製品或未加工的肉類。

　　5. 吃小吃攤時常點的滷肉飯、炒飯、炒麵都屬於高鹽分的食物，應避免經常選

擇，一週不宜攝取超過3次；若選擇乾麵加燙青菜，可請店家少放肉燥、肉汁、豆瓣醬或辣椒醬，可多放些放蔥、薑或辣椒等天然辛香料來增加風味。有些小菜或下酒菜若滷製過已含有鹽分，可請店家不用再加太多的醬油、烏醋來調味。吃湯麵或羹湯類時，應儘量少喝湯或不喝。

6. **很多夜市美食**，如大腸包小腸、刈包、麵線羹或牛肉麵會添加酸菜，炸臭豆腐會加泡菜，這些增添風味的醃漬類蔬菜通常含鈉量不低，建議請店家不要加太多。

常見台灣小吃及夜市美食的含鹽量

食品名稱	1份含鈉量（毫克/份）	鹽分換算（公克）	每週建議攝取次數（次/週）	食品名稱	1份含鈉量（毫克/份）	鹽分換算（公克）	每週建議攝取次數（次/週）
蚵仔煎（醬料約2湯匙）	640	1.6	1-2次（應減少醬料的份量）	雞排	1540	3.9	<1次
起司馬鈴薯	930	2.3	1-2次	蝦仁炒飯	1800	4.5	<1次
日式豬排蓋飯	1400	3.5	<1次（高熱量）	日式拉麵	1800	4.5	<1次
握壽司1人份（約6-8個）	1400	3.5	<1次	*鍋燒烏龍麵	2040	5.1	<1次
臭豆腐	1440	3.6	<1次	**麵線羹	2250	5.6	<1次

＊鍋燒麵的料通常比較豐富，可以請店家多加一些蔬菜或豆腐，減少一些加工食品，如魚板、丸類或餃類，並且避免喝湯。

＊＊一人份（約25公克）還未煮的乾麵線含鈉量約700毫克，將近1.7公克的鹽。

超商主食類食品的飲食建議

　　超商及大賣場架上各種琳瑯滿目的泡麵、餅乾和各種零食，雖然讓人很心動但含鹽量卻都不低，而號稱低熱量高纖的蒟蒻干雖然較適合減重族群，但攝取過多吃進的鹽分也不少。而非醃漬類的果乾，如蜜棗乾，大多是水果直接乾燥製成，沒有額外添加鹽分，較適合高血壓但沒有血糖偏高的人食用，若已經是高血糖或

常見點心零食的含鹽量

食品名稱	1人份含鈉量（毫克／份）	鹽分換算（公克）	每週建議攝取次數（次／週）或每次建議攝取份量	食品名稱	1人份含鈉量（毫克／份）	鹽分換算（公克）	每週建議攝取次數（次／週）或每次建議攝取份量
泡麵（含調味料）	>1800	>4.5	<1次／週	和風高纖蒟蒻乾（20公克）	300	0.7	<2份／次
杯湯	570~720	1.4~1.8	1-2次／週	薄吐司（1片-50公克）	234	0.6	≦2片／次
麵線（乾-25公克）	700	1.8	<1次／週	原味蘇打餅（4片-20公克）	150	0.4	≦10片／次
雞絲麵（乾-15公克）	283	0.7	1-2次／週	起司洋芋片（4片-25公克）	142	0.4	≦10片／次
魷魚絲（20公克）	342	0.9	<2份／次	原味洋芋片（4片-25公克）	116	0.3	≦12片／次
牛肉乾（20公克）	307	0.8	<2份／次	*無花果乾（20公克）	2	微量	>5次／週
豬肉乾（1片-25公克）	321	0.8	<2片／次	*蜜棗乾（20公克）	1	微量	>5次／週

糖尿病的三高患者則不建議每日攝取大於一份的量。

在現在生活繁忙的社會中，超商幾乎是現代人生活的一部分，上班族、學生或是自己住的單身族，平日飲食和生活較容易依賴超商方便又快速的食物，因為可以在短時間內解決三餐包含宵夜多樣性的需求，不管是西式、中式或日式的微波加熱料理，甚至是不用加熱即可食用的三明治、關東煮、飯糰或生菜沙拉都有。

方便的關東煮除了蔬菜類以外，大多是海鮮或肉類加工製品，在前面（附注一）裡已經有幫大家整理了「含鹽分較高的海鮮＆肉類調理加工食品」，可以知道除了加工食材本身已含有較高的鹽分，若再加上關東煮醬汁及喝湯，那麼一餐美味的關東煮所攝取到的鹽分，很容易就達到，甚至超過一天建議攝取的6公克鹽分。

因此若要吃關東煮的話，建議應多選擇蔬菜類（白蘿蔔、杏鮑菇等）或豆腐及蛋（一天一顆），加工肉製品每餐不超過三份，也應儘量避免沾醬或喝湯喔！

超商主食類食品的含鹽量（中式）

食品名稱	每份含鈉量（毫克／份）	鹽分換算（公克）	每週建議攝取次數（次／週）	食品名稱	每份含鈉量（毫克／份）	鹽分換算（公克）	每週建議攝取次數（次／週）
肉絲炒麵	1647	4.1	<1次	鮮筍熟水餃	947	2.4	<1次
麻婆豆腐燴飯	1571	3.9	<1次	豬肉熟水餃	748	1.9	1-3次
紅燒牛腩燴飯	1145	2.9	<1次	蒜辣麻醬涼麵	795	2.9	<1次
冷凍素炒飯	1078	2.7	<1次	*原味麻醬涼麵	582	1.5	1-3次
雞肉飯	960	2.4	<1次				

*原味麻醬涼麵雖然鹽分含量不高，但麻醬本身的熱量很高，建議若要體重控制的人應將麻醬醬汁減半。

超商點心類冷藏冷凍食品的飲食建議

　　點心類冷凍食品通常一份的份量不多，因此反而容易一次選購二至三種而無形當中攝取到過多的鹽分；除了含鹽分量高的應避免經常選擇以外，或儘量選擇含鹽分較低（每份＜1.5公克）會比較好！

超商主食類食品的含鹽量（日式）

食品名稱	每份含鈉量（毫克／份）	鹽分換算（公克）	每週建議攝取次數（次／週）	食品名稱	每份含鈉量（毫克／份）	鹽分換算（公克）	每週建議攝取次數（次／週）
佛蒙特咖哩飯	1440	3.6	＜1次	銀鮭丼	1032	2.6	＜1次
爪哇咖哩	1350	3.4	＜1次	牛丼飯佐蔬果燒烤醬	765	1.9	1-3次
泰式綠咖哩飯	763	1.9	1-3次	豆皮壽司（約5顆）	460	1.2	＞5次
焗烤燻腸義大利麵	1440	3.6	＜1次	豬肉堡	1032	2.6	＜1次
奶油培根義大利麵	1350	3.4	＜1次	雞肉堡	765	1.9	1-3次
冷凍蕃茄肉醬義大利麵（約200公克）	763	1.9	1-3次	關東煮醬汁			
				關東煮醬（1包）	104	0.3	若搭配關東煮建議半包或＜1包

　　而超商的生菜沙拉是比較建議搭配正餐的選擇，不僅可幫助外食族群增加膳食纖維及鉀和鎂的攝取，且每份生菜沙拉的含鈉量幾乎都小於200毫克，即不到0.5公克的鹽分，但要小心的是沙拉醬汁的鹽分；和風醬因含有醬油成分故含鈉量較高，建議一次應加一半或是選擇其他種類的沙拉醬汁喔！

超商點心類冷藏冷凍食品的含鹽量

食品名稱	每份含鈉量（毫克／份）	鹽分換算（公克）	每週建議攝取次數（次／週）	食品名稱	每份含鈉量（毫克／份）	鹽分換算（公克）	每週建議攝取次數（次／週）
冷凍香雞排（約150公克）	1000	2.5	<1次	糖心蛋馬鈴薯沙拉（無生菜）	411（不含醬汁）	1.0	>5次
冷凍鮮蝦球（約95公克）	750	1.9	<1次	糖心蛋鮪魚生菜沙拉	185（不含醬汁）	0.5	>5次
冷凍厚切薯條（小包）	740	1.9	<1次	溫泉蛋（兩顆）	204	0.5	>5次
冷凍招牌鍋貼（7顆）	735	1.8	<1次	生菜沙拉醬汁			
蜜汁雞排（約130公克）	705	1.8	<1次	沙拉醬包和風醬	513	1.3	<1次
冷凍韓式炸雞（約180公克）	627	1.6	<1次	沙拉醬包凱薩醬	299	0.7	>5次
冷凍檸檬雞柳條（小包）	571	1.4	1-3次	沙拉醬包千島醬	184	0.5	>5次

附注三
與降壓有關的營養素

　　在第二章有提到，得舒飲食（DASH Diet）的飲食原則是強調以高鉀、高鎂、高鈣及高膳食纖維，以及降低飽和脂肪並且增加不飽和脂肪酸油脂的攝取，而非一味地只強調要限制鹽分，究竟平時多攝取這些營養素對我們身體的好處是甚麼呢？為何我們要多攝取富含這些營養素成分的食物呢？

鉀離子排鈉有助改善高血壓

　　「鉀」離子，是我們人體細胞內液最主要的陽離子，而細胞外液則含有含有較多的「鈉」離子，當人體攝取太多的鹽分（鈉）時，鉀離子會幫助將體內多餘的鈉（鹽分）排出體外，來減輕身體內有太多的鈉時而造成的水分滯留，而造成血壓的升高。

　　因此，血壓偏高或已經有高血壓的患者平常應多攝取富含鉀離子的天然食物，而*JNC更建議成人一天鉀的攝取量若能＞90mEq（=3.5公克），會有助於改善高血壓。一個體重六十公斤的健康成年人一天需要的鉀約0.9公克，平常我們飲食當中攝取進來的鉀離子約2~4公克／天，雖然不容易有缺乏的情形發生，但是長期腹瀉、酗酒或是燒傷及手術導致鉀離子流失較多的人，也可能會有鉀缺乏的情況產生，因而產生低血壓、噁心、嘔吐、心律不正常的症狀。

　　已經有慢性腎臟病患者或是洗腎的腎友，因攝取過量的鉀時腎臟會無法正常代謝排出，也應避免攝取高鉀的飲食。

　　因蔬菜、水果及其他天然食物所含的鉀離子為水溶性，所以在烹煮時應避免川燙或是浸泡過久，血糖偏高的人也應避免水果攝取過量而使血糖過高，糖尿病患者建議一天水果應控制在兩份以內，一次建議攝取一份就好了喔！

女性兒童攝取高鉀飲食有助於降低血壓

　　根據二〇一五年JAMA Pediatrics的一篇研究指出，青少女若攝取高鉀飲食將有助於預防成年以後高血壓的產生。研究人員從一九八七年持續追蹤至一九九九年共兩千一百八十五位九至十歲的女孩，針對其飲食習慣及血壓進行長達十年的追蹤，並藉由「縱向混合型模組」（Longitudinal mixed models）和「協方差模組」

（covariance models were）進行分析，以了解女性孩童飲食中的鈉、鉀含量以及鉀鈉比，對於她們血壓（包含收縮壓和舒張壓）的影響，並根據種族、身高、活動度及看電視或影片的時間，以及攝取的熱量（energy intake）等其他飲食因素進行調整。

　　研究發現，相較於攝取低鉀飲食的女孩而言，攝取高鉀飲食的女孩其血壓值普遍較低。因此建議若於學齡期，家長能幫助孩童於開始念小學的階段，於飲食當中增加多攝取天然的高鉀食物，不但能避免兒童或青少年期血壓的升高，更有助預防將來成年後高血壓的發生。（資料來源：IFT newsletter 4, 29, 2015）

*JNC：美國國家衛生總署（National Institutes of Health， NIH）所屬的國家聯合委員會（Joint Nation Committee）。

「鎂」＋「鈣」與「鉀」，防抽筋也避免血壓上升

　　「鎂」離子，與我們體內的「鉀」和「鈣」離子是共同調節我們神經的感應以及肌肉的收縮，能改善胰島素的敏感度來協助人體內醣類的代謝，意思就是維持血糖的穩定；另外鎂離子也可以防止鈣離子進入細胞裡，避免血壓的上升。

高鉀食物表

食物種類	高鉀食物名稱	鉀含量
全穀根莖類	糙米、山藥、地瓜、馬鈴薯、芋頭、蓮子、綠豆、麥片、紅豆、花豆、薏仁、小麥胚芽、皇帝豆	每100公克食物含鉀離子大於70毫克
蛋白質類（豆魚肉蛋類）	鮭魚、鮪魚、鱈魚、牛肉、豬肉、豬肝、毛豆、黃豆	每100公克食物含鉀離子大於350毫克
奶類	牛奶、鮮奶、奶粉	每100毫升含鉀離子大於100毫克
蔬菜類	川七、莧菜、草菇、菠菜、空心菜、茼蒿、牛蒡、竹筍、胡蘿蔔、香菇、紫菜、昆布	每100公克食物含鉀離子大於400毫克
水果類	葡萄乾、黑棗、紅棗、榴槤、釋迦、香蕉、奇異果、香瓜、木瓜、小番茄、櫻桃、龍眼（乾）	每100公克食物含鉀離子大於250毫克
堅果種子類	開心果、花生、腰果、葵瓜子、黑白芝麻、杏仁果	每100公克食物含鉀離子大於250毫克
其他類	巧克力、酵母粉、花椒粉、五香粉、甘草粉、山粉圓、蝦米	每100公克食物含鉀離子大於250毫克

鎂離子主要集中於細胞內液，能幫助我們肌肉的放鬆，作用與鈣離子剛好相反，臨床上常看到有的老人家半夜容易抽筋，除了可能是因為缺乏鈣的關係，也有可能是因為鎂離子缺乏所導致。

**RDA建議我們成年人一天鎂的攝取量應大於300毫克，深綠色蔬菜、海藻類、未精緻加工的全穀類、黃豆和海鮮類及堅果類，都是鎂離子主要食物來源，我們東方人攝取的蔬菜較多，因此從飲食當中攝取鎂離子較西方人多；每人每天每公斤體重攝取量建議約六至十毫克（以六十公斤的成年人來計算，一天建議攝取量為360~600毫克），但若飲食當中攝取過多的蛋白質、鈣、磷、維生素D或是酒類，都會影響到鎂的吸收或增加鎂離子的排出。尤其若平日生活中常接觸到的加工食品，例如泡麵、速食食品或是可樂等飲料，都含有大量的磷，更應該減少攝取避免影響鎂離子的吸收。

**RDA：國人「每日營養素建議攝取量」（Recommended Dietary Allowances, RDA）

鈣不足鈉會增加，血壓就易上升

「鈣」離子，鈣是佔我們身體內體重約1.7%（約1.2公斤）含量最多的礦物質，我們都知道缺乏鈣容易造成骨質疏鬆，鈣質也是國人較常缺乏的營養素之一，但卻較少人知道鈣不足會容易造成體內鈉離子增加，而攝取高鹽分的飲食也會增加尿鈣的流失，使得我們的血壓容易升高。

當我們飲食當中鈣攝取不足時，骨骼中的鈣質會流出來至血液中，造成血鈣上升，因此不能以「血液中鈣濃度」來評估鈣的營養狀況，應該是以「骨質的密度」來評估人體是否缺鈣較合適。

通常較少曬太陽缺乏維生素D的人，或是四十歲以後骨鈣開始流失的人，以及喜歡吃肉攝取高蛋白飲食，或是不愛運動活動度較低的人，較容易會有鈣質缺乏的情況發生。

奶類或奶製品的鈣質對一般人而言吸收率是較高的，另外黃豆製品的食物，包含豆腐、豆干或黑芝麻，都是高鈣的食物，建議平日飲食當中應增加攝取。有乳糖不耐症的人也可以嘗試以優酪乳、優格或是低脂的起司，以及無乳糖的奶粉（可請教營養師）來補充鈣質。（可參考高鈣食物表）

雖然目前仍尚未有研究證實，攝取鈣的補充劑能幫助預防高血壓的產生。但目前*JNC仍是建議在預防及治療高血壓的方面，應增加飲食中鈣的攝取達到每天1000-2000毫克，而台灣**RDA目前針對成年人每日建議攝取量則是1000毫克。

高鈣食物表		
食物種類	含高鈣食物名稱	鈣含量
豆製品	傳統豆腐（2小格）、小方豆干（1片）、凍豆腐、豆干絲、豆包、小三角油豆腐（2塊）、竹輪	每一份（含7公克蛋白質）的鈣含量＞75毫克
深綠色蔬菜	地瓜葉、青江菜、小白菜、菠菜、芥藍菜、小白菜、油菜、紅鳳菜、山芹菜、紅莧菜、川七、山茼蒿、白莧菜、芹菜、石蓮花	每100公克的深綠色蔬菜的鈣含量＞75毫克
海產類蔬菜	（乾）海帶芽、海帶芽根、紫菜、海苔	每10公克的鈣含量＞25毫克
堅果種子類	黑芝麻、黑芝麻粉、芝麻醬	每15公克的鈣含量＞75毫克

膳食纖維幫助排毒及鈉，有助降血壓

「膳食纖維」，在通過人體腸道時，不僅能幫助減少飲食中的膽固醇被吸收，也可以幫助吸附有毒物質和「鈉」一起排出體外，有助於降血脂、血壓及預防腸道癌症的發生。

膳食纖維主要存在於未精緻的全穀類、糙米、全麥製品、地瓜、南瓜、豆類（黃豆、納豆）以及蔬菜和水果，台灣成年人建議一天攝取的膳食纖維量是20公克至35公克，國人約有九成的民眾一天攝取的量是小於15公克，可見大多數的民眾仍是攝取不足。孩童的每日膳食纖維建議攝取量是年齡加5（公克），攝取過多過少都不適宜，若攝取過量也會影響人體對鈣、鐵、鋅的吸收。

每日飲食當中若能至少一餐以糙米或全穀雜糧來取代精製白米，以地瓜稀飯或燕麥粥來取代白稀飯，以全麥或堅果雜糧麵包來代替白麵包等，再搭配至少一碗半煮熟的蔬菜及兩份水果，就比較能達到一天建議攝取的纖維量了。

不飽和脂肪酸降血脂肪，Omega-3脂肪酸幫助降血壓

「不飽和脂肪酸」，目前雖然並沒有確切的研究顯示，若飲食中增加攝取多元或單元不飽和脂肪酸對於降血壓是有效果的，但素食者的高血壓比例普遍較雜食

者低，因此可推斷與他們飲食當中傾向於含較高的多元或單元不飽和脂肪酸，以及較低的飽和脂肪酸是相關的，而飽和脂肪酸通常存在於動物油脂，如豬油、牛油或棕櫚油及椰子油。

攝取「單元不飽和脂肪酸」已證實是有助於降低體內的總膽固醇、三酸甘油酯及低密度脂蛋白（壞膽固醇），其主要存在於橄欖油、苦茶油、花生油、酪梨油及芥花油。

多元不飽和脂肪酸主要有分為Omega-3脂肪酸及Omega-6脂肪酸兩大類，Omega-6脂肪酸主要存在於植物油脂當中，如大豆沙拉油、葵花油等，雖然攝取多元不飽和脂肪酸也有助於降低血脂肪，但近年來已有越來越多研究發現，過量的Omega-6脂肪酸較易造成身體的發炎，長期會引起心臟疾病、肥胖與癌症的發生。而Omega-3脂肪酸（EPA及DHA）反而是比較建議增加攝取的，研究顯示若每天較大劑量的補充3.7公克的魚油*（EPA及DHA），可達到中度降血壓的保健功效。

除了魚油以外，植物當中的海藻、奇異籽油、亞麻籽油及核桃也都富含Omega-3脂肪酸。因此在我們平日的飲食當中，比較理想的多元不飽和油脂攝取比例是Omega-6脂肪酸：Omega-3脂肪酸＝1：1或2：1。

（行政院衛生署目前僅許可十六項含魚油之「健康食品」具有調整血脂的保健功效，但不具有「治療」高血壓效果，也不能取代降血壓或血脂的藥物。且已經有服用降血壓、降血脂及抗凝血藥物的患者應避免同時服用魚油，在購買魚油補充之前建議應諮詢醫師、藥師或營養師。）

樟芝菌絲體發酵液有助於調降收縮壓

「樟芝菌絲體發酵液」，是目前衛生福利部認證核准具有「調節血壓功能，有助於調降收縮壓」的保健功效成分。

研究受試者共四十一位分成實驗組及安慰組共兩組，實驗組的二十一人在連續食用含有樟芝菌絲體發酵液成分的膠囊八週後，收縮壓可顯著下降11.76mmHg，即使停用後二週仍有維持較低的舒張壓。對於素食的高血壓民眾而言，「樟芝菌絲體發酵液」或許是在除了魚油之外，另一個更適合的選擇。

索引

50道菜營養素整理

主食類

料理名稱	熱量（大卡）	蛋白質（公克）	脂肪（公克）	醣類（公克）	鈉（毫克）	鉀（毫克）	
芝麻醬涼麵	170	5.5	9.0	16	205	90	
蔬菜起司蛋捲	194	11	13	4.3	394	149	
筊白筍鮮魚糙米飯	267	13	5	43	303	378	膳食纖維4公克
黃豆糙米排骨粥	350	18	8.6	50	700	176	膳食纖維7.8公克
鮪魚炒蛋三明治	375	17	17.5	37	561	155	
紅藜麥飯捲	395	19	12	52	320	1260	鈣205毫克，膳食纖維4.4公克
蚵仔煎	400	15	17	46.5	611	462	鐵質6.2毫克
高麗菜糙米炊飯	430	14	8	75	420	345	膳食纖維4.2公克
雪蓮子燕麥粥	440	26	5	73	350	1077	膳食纖維10.5公克
南瓜海鮮燉飯	457	28	7.7	69	570	929	膳食纖維4.3公克
薑黃肉醬乾拌麵	480	33.5	22.5	36.5	890	820	膳食纖維6.8公克，鈣605毫克
鮮魚燕麥粥	580	28	40	28	556	835	膳食纖維4公克
青醬海鮮義大利麵	664	28	27.5	76	600	295	鐵1.7毫克

主菜類

料理名稱	熱量（大卡）	蛋白質（公克）	脂肪（公克）	醣類（公克）	鈉（毫克）	鉀（毫克）	
番茄燒雞肉豆腐	131	13	5.4	7.5	250	397	
黃瓜炒蝦仁	140	18	6.3	2.5	514	410	
海苔雞捲	165	12.5	10.5	4.5	280	252	
烤香魚	211	28	11	0	78	328	
海鮮沙拉	215	29	9.2	3.5	640	472	
薑汁燒肉	233	8.3	21.5	1.1	520	22	
板栗燒雞翅	254	16.4	12	17	500	509	膳食纖維2.7公克
蝦仁滑蛋	265	17	19	6	580	330	膽固醇370毫克
醬燒紅尼羅	265	28	15	4.5	600	737	
韭菜花烘蛋	267	8.5	24.5	2.7	423	161	

副菜類

料理名稱	熱量（大卡）	蛋白質（公克）	脂肪（公克）	醣類（公克）	鈉（毫克）	鉀（毫克）	
香芹拌海帶絲	45	--	1.2	5.2	235	250	膳食纖維2.4公克

料理名稱	熱量（大卡）	蛋白質（公克）	脂肪（公克）	醣類（公克）	鈉（毫克）	鉀（毫克）	
蒜香拌紫茄	55	1.2	2.5	6.8	684	220	
塔香蒜炒海茸	57	--	2.5	8.3	485	52	
涼拌芝麻牛蒡	65	1.1	2.7	9.1	166	182	
菇菇炒水蓮	68	1.8	3.3	7.6	415	345	膳食纖維 3.6公克
猴頭菇白果燉牛蒡	74	1.5	2	12.4	445	155	
鳳梨炒雙耳	82	0.7	3.3	12	225	190	膳食纖維3公克
秋葵堅果沙拉	109	3.8	6	10	200	250	膳食纖維3.7公克
麻辣土豆絲	123	3	3	21	191	644	膳食纖維3.1公克
蘆筍沙拉	125	5.4	5.5	13.5	250	500	
涼拌銀芽	135	4.5	7.5	12	346	350	膳食纖維3.5公克
滷香菇蘿蔔	150	10.5	3.4	19.5	700	650	鈣350毫克，膳食纖維5.8毫克
泰式涼拌雞絲	195	34	3.5	6.5	464	800	菸鹼酸12.7毫克
玉米炒枸杞山藥	230	5.5	11	26.5	250	614	膳食纖維5.7公克
紅藜薯泥沙拉	330	18	12.5	36	700	1725	鈣173毫克，膳食纖維6.7毫克

湯品

料理名稱	熱量（大卡）	蛋白質（公克）	脂肪（公克）	醣類（公克）	鈉（毫克）	鉀（毫克）	
花枝竹筍羹	118	15	0.8	13	477	453	
土魠魷魚羹	121	15	5	4	533	480	
山藥鮮魚湯	148	17.5	1.5	16.5	218	500	
蘋果酸辣湯	174	10	4.4	23.5	308	731	膳食纖維5.8公克
蘿蔔玉米丸子湯	193	11	8	16	362	384	膳食纖維約5公克
綜合蔬菜湯	199	5.8	6.7	29	300	725	膳食纖維10.6公克
南瓜薏米濃湯	340	19	7.3	50	390	1005	膳食纖維3.6
海鮮味噌鍋	350	35	8	34.5	760	850	鈣210毫克

甜品和飲品

料理名稱	熱量（大卡）	蛋白質（公克）	脂肪（公克）	醣類（公克）	鈉（毫克）	鉀（毫克）	
山粉圓火龍蔬果汁	177	2.6	1.2	39	9.7	447	膳食纖維9公克，鈣質128毫克
高纖蔬果汁	213	2	4.5	41	43	815	膳食纖維5.8公克
山楂洛神紫米糕	250	5.1	1	55	0	114	
燕麥綠豆湯	285	10	2	56.5	25	476	膳食纖維8公克

＊提高鉀離子吸收的祕訣：若血壓高的人想要攝取到食材所含的鉀離子來幫助降壓，秋葵、水蓮、蘆筍、牛蒡、蕃茄、香蕉等都是可以選擇的高鉀蔬菜水果，但因蔬菜、水果及其他天然食物所含的鉀離子為水溶性，所以在烹煮時應避免經川燙或是浸泡過久，部分食材甚至可直接清洗乾淨生食，例如：小黃瓜、大番茄、胡蘿蔔等，如此才不會導致食材本身所含的鉀離子流失。另外，也可使用富含高鉀的蔬菜、水果熬煮低鹽的湯頭，可直接從湯品裡攝取到溶於湯裡的鉀離子。

　　每日建議可適量攝取含高鉀的全穀根莖類或堅果類，不過已有慢性腎臟病患者或洗腎的腎友，因鉀攝取過量，腎臟會無法正常代謝排出，應避免經常攝取含高鉀的食材。

食材種類	食材名稱	食材所含對降壓有益處的營養素，及其他營養素對人體健康的益處	食材的禁忌及食用的建議	食材可參考食譜
全穀根莖類	蕎麥	芸香素（Rutin）增強血管彈性，使血流順暢，幫助維生素C吸收。		芝麻醬涼麵、薑黃肉醬乾拌麵
	糙米	高纖、高鎂，菸鹼酸幫助血管擴張輔助降血壓。		筊白筍鮮魚糙米飯、高麗菜糙米炊飯、黃豆糙米排骨粥
	紫米(黑糯米)	含抗氧化劑的花青素成分，礦物質鉀和鎂含量極高，也富含菸鹼酸幫助血壓及情緒的穩定。鐵質和鋅以及膳食纖維含量也不少。	老人、小孩或是有腸胃潰瘍及容易胃食道逆流的人，應避免食用過多，以免造成腹脹、便祕等消化不良的情況產生。	山楂洛神紫米糕
	藜麥	高蛋白高鐵，適合素食者補充蛋白質及預防貧血。豐富鉀、鈣、鎂、鋅和膳食纖維。抗氧化「類黃酮」物質，抵抗自由基。		紅藜麥飯捲、紅藜薯泥沙拉
	玉米	高纖、高鉀，胡蘿蔔素、葉黃素及玉米黃質保護視力、預防白內障。		蘿蔔玉米丸子湯、玉米炒枸杞山藥、綜合蔬菜湯、蝦仁滑蛋
	山藥	高鉀，水溶性纖維的黏液成分可延緩糖分吸收，「薯蕷皂苷」協助抗癌、改善血脂肪濃度。天然植物性荷爾蒙舒緩更年期不適。		山藥鮮魚湯、玉米炒枸杞山藥、雪蓮子燕麥粥
	地瓜	高鉀和高膳食纖維，紅地瓜富含的維生素A和β-胡蘿蔔素。		燕麥綠豆湯
	南瓜	富含β-胡蘿蔔素和維生素A。「瓜胺酸」有助於男性預防和舒緩攝護腺肥大的不適。「植化素」和「膳食纖維」維持血糖血壓穩定。		南瓜薏米濃湯、南瓜海鮮燉飯
	馬鈴薯	富含維生素C和鉀以及類黃酮、檞皮素等植化素成分，有助於降血壓、提升免疫力和預防癌症。	當馬鈴薯開始發芽或皮的顏色開始變綠或紫色時，其所含的天然毒性物質「茄鹼」含量會增加5～6倍，應整顆丟棄避免食用。	麻辣土豆絲、紅藜薯泥沙拉
	薏仁	富含鎂，幫助維持肌肉與神經的正常運作，預防骨質疏鬆和助眠。薏仁可降血脂，幫助消水腫及美白。	磷及鉀含量較高，腎功能不佳或已洗腎的患者，應避免飲用薏仁水或食用過多薏仁。	南瓜薏米濃湯

全穀根莖類	燕麥	含燕麥蛋白質，水溶性纖維β-聚葡萄醣幫助膽固醇代謝，麩皮含有生素B群、E、葉酸和礦物質鉀、鎂、鐵、鋅和膳食纖維。	即食罐裝燕麥飲的升糖指數較高，飲用後容易使血糖快速升高。	燕麥綠豆湯、雪蓮子燕麥粥、鮮魚燕麥粥
	綠豆	高鉀及膳食纖維含量極高，礦物質鈣、鎂、鐵和鋅含量豐富。 中醫：幫助利尿和清熱解毒。		燕麥綠豆湯
	雪蓮子(鷹嘴豆)	高蛋白及礦物質含量豐富，調控食慾、幫助減重，預防動脈粥狀硬化、改善糖尿病患者發炎反應。		雪蓮子燕麥粥
	栗子	高鉀及高纖，維生素C和E，亞麻油酸促進新陳代謝，減少內生性脂肪的合成，幫助減重。礦物質鈣、鎂、磷、鐵和鋅含量較高。		板栗燒雞翅
	芋薯	高鉀、高磷、適量纖維，幫助降血壓。含維生素B6可預防貧血及腎結石發生，避免產生憂鬱，及預防孕婦產生害喜及孕吐等孕期不適症狀。	磷和鉀含量高，慢性腎臟病及洗腎患者，須避免大量攝取。	海苔雞捲
蛋白質類（豆魚肉蛋類）	土魠魚	低脂、低鈉、高鉀，優質蛋白質。		土魠魷魚羹
	魷魚	牛磺酸舒緩交感神經，穩定血壓。	泡發魷魚的含鈉量較高，血壓偏高的人避免食用過多。	土魠魷魚羹
	紅尼羅魚(紅吳郭魚)	富含鉀、菸鹼酸及多元不飽和脂肪酸DHA，菸鹼酸可減少壞膽固醇及三酸甘油酯，DHA幫助腦部及眼睛發育。		醬燒紅尼羅
	鯛魚	低脂肪、高蛋白及高鉀。		筊白筍鮮魚糙米飯
	鱸魚	低脂肪、高蛋白，維生素A保護視力、骨骼生長、強化免疫功能。		山藥鮮魚湯
	鮪魚	ω-3不飽和脂肪酸DHA保護心血管。		鮪魚炒蛋三明治
	鮭魚	單元不飽和脂肪酸，降低壞膽固醇及增加好膽固醇，預防心血管疾病，提高人體胰島素敏感性和血糖穩定，增加身體的活動度和幫助能量消耗，改善情緒穩定、減少焦慮和煩躁感。	煙燻鮭魚的含鈉量較高，血壓偏高的人應避免經常食用。	海鮮味噌鍋、海鮮沙拉
	香魚	富含油酸及亞麻油酸及ω-3脂肪酸EPA和DHA可幫助降低發炎反應。富含維生素E及B12可抗氧化及預防貧血。	膽固醇過高的人應避免食用香魚卵。	烤香魚
	虱目魚肚	富含維生素A、菸鹼酸和鉀離子及單元不飽和脂肪酸「油酸」，都能幫助降血壓。	膽固醇稍高，高膽固醇患者應避免食用過多。	鮮魚燕麥粥
	白蝦仁	富含鉀、鈉、鈣、鎂、鐵和鋅，牛磺酸能加強腦部機能，抗痙攣、減少焦慮感和消除疲勞。	膽固醇較高，高膽固醇患者應避免食用過多。	黃瓜炒蝦仁、蝦仁滑蛋、南瓜海鮮燉飯

		營養成份	注意事項	食譜
蛋白質類（豆魚肉蛋類）	文蛤	低脂肪高蛋白，富含鐵質及維生素B12，幫助造血。牛磺酸舒緩交感神經，穩定血壓。	含鈉量稍高，血壓偏高者應避免食用過多。	青醬海鮮義大利麵、海鮮味噌鍋、海鮮沙拉
	鮮蚵	鈣、鐵、鎂、鋅含量豐富，可穩定血壓；富含牛磺酸及B12，能消除疲勞和舒緩神經緊繃，預防缺鐵性貧血。	含鈉量稍高，血壓偏高者應避免食用過多。	蚵仔煎
	透抽	高蛋白、富含鋅和鉀，鋅幫助合成男性荷爾蒙、舒緩男性更年期。	含鈉量稍高，血壓偏高者應避免食用過多。膽固醇較高與患者需適量。	青醬海鮮義大利麵、海鮮沙拉
	花枝	富含多種必需胺基酸，「牛磺酸」含量極高。	膽固醇較高，高膽固醇患者應避免食用過多。	花枝竹筍羹
	雞蛋	卵磷脂促進膽固醇的代謝，維持記憶力。優質蛋白質維持血管彈性。	膽固醇較高，高膽固醇患者建議一週三顆以內。	蔬菜起司蛋捲、韭菜花烘蛋、鮪魚炒蛋三明治、蝦仁滑蛋、紅藜薯泥沙拉
	豬肉	富含鉀和鋅，鋅是胰臟製造胰島素的必須營養素，缺乏可能會導致血糖控制不佳。菸鹼酸幫助血壓穩定。	飽和脂肪含量較高，食用過多會增加心血管疾病的風險。	薑黃肉醬乾拌麵、薑汁燒肉、高麗菜糙米炊飯、蘿蔔玉米丸子湯
	雞胸肉(去皮)	富含菸鹼酸，幫助降壓；降低血液中的壞膽固醇及三酸甘油酯，同時提高好的膽固醇。		泰式涼拌雞絲
	黃豆(味噌)	高蛋白質，有豐富的維生素B群、膳食纖維及礦物質鉀、鈣、鐵、鎂、鋅等，也含有卵磷脂和大豆異黃酮成分，對神經傳導、預防老化及減緩更年期不適有幫助。	味噌為黃豆的發酵物，有的種類的味噌含鈉量較高，可參考〈附注一、高鹽分的食品及調味料整理〉。有尿酸高病史的民眾，應避免大量食用黃豆；已經痛風發作時則應避免食用。	黃豆糙米排骨粥、蚵仔煎、海鮮味噌鍋
	板豆腐、豆干	高蛋白質、高鈣，大豆異黃酮舒緩女性更年期、預防三高。		番茄燒雞肉豆腐、海鮮味噌鍋、薑黃肉醬乾拌麵、香菇蘿蔔滷味
	毛豆	膳食纖維及蛋白質含量高，含豐富鉀、鈣和鎂離子幫助血壓穩定。富含油酸及亞麻油酸，幫助降血脂。	普林含量較高，有尿酸高或是處於痛風急性發作期者，應避免一次大量攝取毛豆，以免引發痛風發作或加重症狀。	紅藜薯泥沙拉
蔬菜類	金針菇	高鉀高纖高蛋白，預防便祕及降膽固醇「β-聚葡萄醣」和「金針菇素」，幫助體重控制及改善血糖和血脂。		土魠魷魚羹、香芹拌海帶絲
	竹筍	高鉀，粗纖維多。	不可溶粗纖維較多，有腸胃潰瘍或消化系統疾病者不宜大量食用，避免造成腸胃黏膜損傷。	土魠魷魚羹、花枝竹筍羹
	黑木耳	高鈣、鎂和膳食纖維，膳食纖維延緩醣類吸收、降膽固醇，多醣體增強免疫力。	凝血功能異常或是曾經出血性中風過，已經正在服用抗凝血劑的患者，不建議大量食用。	蔬菜起司蛋捲、鳳梨炒雙耳、菇菇炒水蓮、麻辣土豆絲

蔬菜類				
蔬菜類	白木耳	多醣體幫助腸道益生菌的生長，膳食纖維及植物性膠質幫助降血糖血脂。		鳳梨炒雙耳
	綠豆芽	高鈣富含維生素C，幫助鈣吸收。小分子胜肽幫助穩定血壓。		蔬菜起司蛋捲、涼拌銀芽
	香菇(乾)	高蛋白質、高纖鉀，富含鎂、菸鹼酸、維生素D和 B群。「香菇嘌呤」預防壞膽固醇上升。	有痛風病史或尿酸偏高的患者，建議避免大量攝取或食用菇類熬煮的湯頭。	涼拌銀芽、香菇蘿蔔滷味、高麗菜糙米炊飯、涼拌銀芽
	杏鮑菇	高蛋白、高膳食纖維，多醣體強化免疫力，天然抗菌素制菌抗病毒。菸鹼酸幫助血管擴張及降血壓。	有痛風病史或尿酸偏高的患者，建議避免大量攝取或食用菇類熬煮的湯頭。	蘆筍沙拉、茭白筍鮮魚糙米飯
	猴頭菇	高鉀、多種胺基酸和多醣體，修復腸胃黏膜，提升免疫力。	有痛風病史或尿酸偏高的患者，建議避免大量攝取或食用菇類熬煮的湯頭。	猴頭菇白果燉牛蒡
	洋菇	高鉀高蛋白，寡糖幫助腸道益生菌的生長，多醣體增強免疫力，預防大腸癌。	有痛風病史或尿酸偏高的患者，建議避免大量攝取或食用菇類熬煮的湯頭。	黃瓜炒蝦仁、南瓜海鮮燉飯
	雪白菇	高鉀及富含菸鹼酸，幫助血管擴張及降壓。	有痛風病史或尿酸偏高的患者，建議避免大量攝取或食用菇類熬煮的湯頭。	菇菇炒水蓮、鮮魚燕麥粥
	水蓮	高鉀高纖，鈣和鎂的含量比2:1，穩定血壓及情緒。		菇菇炒水蓮
	紅皮甜椒	富含β-胡蘿蔔素、維生素C和鉀。β-胡蘿蔔素會在人體轉化成維生素A。		蘆筍沙拉、鳳梨炒雙耳
	黃皮甜椒	高鉀及豐富維生素C，幫助血壓穩定。		泰式涼拌雞絲
	綠皮甜椒	富含膳食纖維，維持血糖血壓穩定。		蘆筍沙拉
	蘆筍	高鉀。有降血脂功效。	普林和草酸含量較高，有高尿酸、痛風及草酸結石的人應避免大量食用。	蘆筍沙拉
	茄子	高纖高鉀、多酚類化合物抗氧化，保護心血管。		蒜香拌紫茄
	大番茄	高鉀高纖，茄紅素─強抗氧化物。類胡蘿蔔素預防血管的老化。		番茄燒雞肉豆腐、鮪魚炒蛋三明治、綜合蔬菜湯
	茭白筍	高鉀、高纖、熱量低可幫助減重。	含草酸，應避免與豆腐同時食用，以免影響豆腐的鈣質吸收。	茭白筍鮮魚糙米飯
	玉米筍	高纖及高鉀。中醫：健腦、通便，可改善便祕、有助消水腫。		茭白筍鮮魚糙米飯
	小黃瓜	消水腫及排鹽份。	血壓高的人應避免食用醃漬的小黃瓜。	黃瓜炒蝦仁、薑黃肉醬乾拌麵、泰式涼拌雞絲

蔬菜類	牛蒡	高纖、高鉀和高鎂,穩定血壓血糖。多酚類植化素提升肝臟的代謝與解毒功能。		猴頭菇白果燉牛蒡、涼拌芝麻牛蒡、鮪魚炒蛋三明治
	銀杏(果)	高鉀穩定血壓。中醫:止咳平喘。		猴頭菇白果燉牛蒡
	海茸	高鈣幫助血壓穩定、預防骨質疏鬆。	鹽分含量稍高,血壓偏高的人應避免大量攝取。	塔香蒜炒海茸
	海帶絲	高纖及富含碘,預防缺碘性甲狀腺腫大。	鹽分含量稍高,血壓偏高的人應避免大量攝取。	香芹拌海帶絲
	海帶結	高鈣,碘及膳食纖維豐富,碘幫助預防膽固醇下降及避免產生疲倦。	避免摸起來太光滑、有脆度、看起來太厚或顏色太綠的假海帶。自己買乾海帶來浸泡,可稀釋掉過多的鹽分。	香菇蘿蔔滷味
	海苔	各種礦物質和膳食纖維含量都極為豐富,也含有可幫助抑制血壓升高的胜肽。	調味的小包裝海苔含鈉量較高,血壓偏高的人應減少攝取。	海苔雞捲
	白蘿蔔	高纖、富含維生素C。開胃、助消化。		蘿蔔玉米丸子湯、香菇蘿蔔滷味
	胡蘿蔔	高鉀高纖,維生素A及胡蘿蔔素含量高。		香芹拌海帶絲、菇菇炒水蓮、高纖蔬果汁、紅藜薯泥沙拉、涼拌銀芽
	高麗菜	高鈣,預防骨質疏鬆。		海鮮味噌鍋
	小白菜	高鉀、高鈣、高鎂及膳食纖維,幫助血壓的穩定。β-胡蘿蔔素含量豐富。		薑黃肉醬乾拌麵、蚵仔煎、高麗菜糙米炊飯
	花椰菜	礦物質營養素鉀、鈣、鎂及維生素A和C含量較高,幫助血壓穩定。花椰菜富含的類黃酮,可預防血液凝固,預防血壓上升。綠花椰菜富含的植化素、吲 及芳香異硫氰酸鹽成分,能幫助預防癌症及抗癌。		綜合蔬菜湯、南瓜海鮮燉飯
	秋葵	富含鉀和鈣質,可幫助降血壓,也富含維生素A及β-胡蘿蔔素。「異槲皮素」及水溶性膳食纖維,可幫助降血糖及延緩飯後血糖上升。		秋葵堅果沙拉
	豌豆苗	維生素C及礦物質鉀和鈣含量豐富,幫助降壓及預防骨質疏鬆。		鮮魚燕麥粥
	九層塔	高鉀,高鈣。「d-檸檬油精」可抗病毒及抗癌。		塔香蒜炒海茸
	薑	薑辣素可促進血液循環,提高新陳代謝,利水消腫,幫助減重。高鉀。		塔香蒜炒海茸、醬燒紅尼羅

蔬菜類	大蒜	富含鉀、維生素C和B6，蒜素成分可抗菌及抗發炎，降血脂及穩定血壓並預防多種癌症。	容易脹氣、腸胃不適的人應避免攝取過多。	蒜香拌紫茄、黃瓜炒蝦仁、高麗菜糙米炊飯、醬燒紅尼羅、板栗燒雞翅、麻辣土豆絲、香菇蘿蔔滷味
	青蔥	富含鉀和鈣，「前列腺素A」幫助血管擴張、血流順暢。黃酮類幫助減少自由基。蔥白含有蒜素。	所含的蒜素成分會透過汗腺和呼吸道揮發，平常容易流汗或汗腺較發達的人，應避免短時間內吃大量的蔥。	蒜香拌紫茄、番茄燒雞肉豆腐、醬燒紅尼羅、蝦仁滑蛋、板栗燒雞翅、麻辣土豆絲
	洋蔥	高鉀，「前列腺素A」幫助血管擴張、穩定血壓。		青醬海鮮義大利麵、海鮮味噌鍋、薑汁燒肉、綜合蔬菜湯
	韭菜	富含維生素A和C，高鉀高纖，硫化物幫助降血脂，中醫-韭菜可活血化瘀、促進血液循環。	腸胃易消化不良或有腸胃潰瘍的人，因韭菜的纖維較粗，應避免大量食用。	韭菜花烘蛋、蚵仔煎
	芹菜	高鉀、高鈣降血壓，「芹菜素」幫助血管擴張、舒緩神經。		香芹拌海帶絲、雪蓮子燕麥粥、黃豆糙米排骨粥
	辣椒	辣椒素促進新陳代謝、抗氧化，幫助血管擴張並促進血液循環。富含維生素C和E。	醃漬過的剝皮辣椒含鈉量較高，血壓偏高的人建議食用新鮮的辣椒。	花枝竹筍羹、板栗燒雞翅、麻辣土豆絲
	芫荽(香菜)	高量的維生素C和礦物質鉀、鈣、鐵和鋅，幫助穩定血壓。		蘿蔔玉米丸子湯、泰式涼拌雞絲
水果類	紅棗	高鉀高纖，中醫-補氣養身。	血糖偏高的人應避免攝取過多。	山藥鮮魚湯
	鳳梨	含適量的鉀幫助血壓穩定。		鳳梨炒雙耳、高纖蔬果汁
	小番茄	富含鉀、維生素C及維生素A及β-胡蘿蔔素。		泰式涼拌雞絲、海鮮沙拉
	蘋果	富含多酚化合物及果膠，果膠可降膽固醇及預防膽結石的生成，也可調整腸胃，改善腹瀉。蘋果多酚除了能降低膽固醇、清除自由基，幫助抵抗紫外光傷害，也有皮膚美白的功效。		高纖蔬果汁
	香蕉	高鉀預防血壓上升及抽筋；鎂離子的幫助穩定神經和消除疲勞。香蕉皮含有豐富的色胺酸，可幫助改善失眠及憂鬱感。		高纖蔬果汁
	火龍果	適量的膳食纖維及礦物質鉀和鎂，幫助血壓穩定。紅肉火龍果鐵質含量較高。	屬性較寒涼，體質偏寒的人應避免食用過多。	山粉圓火龍蔬果汁

類別	食材	營養與功效	注意事項	料理範例
堅果種子類	黑芝麻	高鈣、高鎂、高鉀，富含鐵質預防貧血，維生素E是強抗氧化劑，幫助維持細胞完整。	芝麻（涼麵）醬的熱量和油脂含量較高，體重過重者須減量。	芝麻醬涼麵
	白芝麻	高鉀、高鎂，富含維生素E幫助抗氧化。		涼拌芝麻牛蒡、薑汁燒肉
	堅果(腰果)	富含鉀、鎂、鋅離子及硒，單元不飽和脂肪酸幫助增加好膽固醇並降低壞膽固醇。		涼拌銀芽、秋葵堅果沙拉
	南瓜籽	富含鉀、鎂、鋅，高鐵及高纖。		青醬海鮮義大利麵
	核桃	高鉀和高纖，ω-3脂肪酸幫助降壞膽固醇，並生成DHA幫助嬰幼兒腦部的成長發育。		青醬海鮮義大利麵、玉米炒枸杞山藥
加工食材	蝦皮	富含鉀、鈣、鎂、鐵及鋅，提升風味及補充多種營養素。	含鈉量及膽固醇含量較高，需斟酌使用量，避免過多。	筊白筍鮮魚糙米飯、高麗菜糙米炊飯
其他類	薑黃	含「薑黃素」抗氧化活性強，抗發炎、抗病毒、抗真菌和抗腫瘤（抗癌）等功效，幫助預防阿茲海默症、緩解關節炎、改善血糖、減少膽固醇形成及預防心血管疾病。	在安全性的考量下，目前並不建議孕婦與哺乳婦女食用薑黃（素），或含有薑黃成分的保健食品。	薑黃肉醬乾拌麵
	味噌	含豐富的鐵、鉀、磷、硫等礦物質營養素，含有大豆異黃酮，幫助預防女性更年期不適，幫助婦女減少乳癌發生的機率及降低胃癌的發生率。		蚵仔煎
	洛神花	含「原兒茶酸」及「穀胱甘肽」有良好的抗氧化功效。類黃酮、異黃酮及花青素可幫助預防心血管病變。每日飲用洛神花茶可幫助人體調降血脂肪。		山楂洛神紫米糕
	山粉圓	高鈣、高鉀，含水溶性膳食纖維且熱量低可幫助增加飽足感，改善便祕及幫助減重，幫助血壓及血糖穩定。	腸胃蠕動較差的老人、小孩或腸胃消化功能較差的人，大量食用山粉圓容易導致消化不良的情況發生。	山粉圓火龍蔬果汁
油脂類	橄欖油	含單元不飽和脂肪酸及「橄欖多酚」，能幫助減少人體的壞膽固醇及降低動脈粥狀硬化程度。		南瓜海鮮燉飯

國家圖書館出版品預行編目（CIP）資料

高血壓症的飲食與治療 / 林毓禎營養師; Amanda料理合著.--初
　版.--臺中市：晨星，2017.02
　　面；公分.（健康與飲食；106）

　ISBN 978-986-443-229-5(平裝)

　1.高血壓 2.食療 3.食譜

415.382　　　　　　　　　　　　　　　　　　105024634

健康與飲食 106

高血壓症的飲食與治療

作者	林毓禎營養師、Amanda料理 合著
審訂	羅嘉榮醫師
主編	莊雅琦
特約編輯	何錦雲
美術排版	羅啓仁
封面設計	沈淑雯

創辦人	陳銘民
發行所	晨星出版有限公司
	台中市407工業區30路1號
	TEL：（04）2359-5820　FAX：（04）2355-0581
	E-mail: health119@morningstar.com.tw
	http://www.morningstar.com.tw
	行政院新聞局局版台業字第2500號
法律顧問	陳思成律師
初版	西元2017年02月15日
劃撥帳號	22326758（晨星出版有限公司）
讀者專線	04-23595819#230

印刷	上好印刷股份有限公司

定價350元

ISBN　978-986-443-229-5

Published by Morning Star Publishing Inc.
Printed in Taiwan.

以下資料或許太過繁瑣，但卻是我們了解您的唯一途徑
誠摯期待能與您在下一本書中相逢，讓我們一起從閱讀中尋找樂趣吧！

姓名：_____　　性別：□ 男　□ 女　　生日：　　/　　/
教育程度：□ 小學 □ 國中 □ 高中職 □ 專科 □ 大學 □ 碩士 □ 博士
職業：□ 學生 □ 軍公教 □ 上班族 □ 家管 □ 從商 □ 其他 _____

E-mail：_____　　聯絡電話：_____
聯絡地址：
□□□ _____

-
購買書名： 高血壓症的飲食與治療_____
· **請問您是從何處得知此書？**
□ 書店 □ 報章雜誌 □ 電台 □ 晨星網路書店 □ 晨星健康養生網 □ 其他 _____
· **促使您購買此書的原因？**
□ 封面設計 □ 欣賞主題 □ 價格合理 □ 親友推薦 □ 內容有趣　□ 其他 _____
· **看完此書後，您的感想是？**
_____

· **您有興趣了解的問題？（可複選）**
● 養生主題：□ 中醫調理 □ 養生飲食 □ 養生運動 □ 自然醫學療法
● 疾病主題：□ 高血壓 □ 高血脂 □ 腸與胃病 □ 糖尿病 □內分泌 □ 婦科
　　　　　　□ 其他 _____
● 其他主題：□ 心靈勵志 □ 自然生態 □ 親子教養 □生活學習 □ 文學□ 園藝
　　　　　　□ 寵物 □ 美食 □ 時尚品味 □ 其他 _____
□ 同意加入晨星健康書會員
□ 其他建議

晨星出版有限公司 編輯群，感謝您！

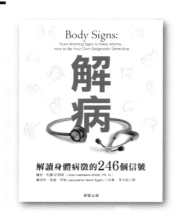
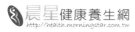
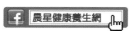